JN051373

日本消化器病学会
胃食道逆流症（GERD）診療ガイドライン 2021（改訂第 3 版）

Evidence-based Clinical Practice Guidelines for Gastroesophageal Reflux Disease（GERD）2021（3rd Edition）

日本消化器病学会胃食道逆流症（GERD）診療ガイドライン作成・評価委員会は，胃食道逆流症（GERD）診療ガイドラインの内容については責任を負うが，実際の臨床行為の結果については各担当医が負うべきである．

胃食道逆流症（GERD）診療ガイドラインの内容は，一般論として臨床現場の意思決定を支援するものであり，医療訴訟等の資料となるものではない．

日本消化器病学会 2021 年 4 月 1 日

# 胃食道逆流症（GERD）診療ガイドライン 2021

改訂第3版

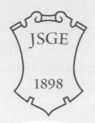

JSGE
1898

編集

## 日本消化器病学会

協力学会
日本消化管学会
日本食道学会

南江堂

# 刊行にあたって

　日本消化器病学会は，2005年に跡見裕理事長（当時）の発議によって，Evidence-Based Medicine（EBM）の手法にそったガイドラインの作成を行うことを決定し，3年余をかけて消化器6疾患（胃食道逆流症（GERD），消化性潰瘍，肝硬変，クローン病，胆石症，慢性膵炎）のガイドライン（第一次ガイドライン）を上梓した．ガイドライン委員会を積み重ね，文献検索範囲，文献採用基準，エビデンスレベル，推奨グレードなどEBM手法の統一性についての合意と，クリニカルクエスチョン（CQ）の設定など，基本的な枠組み設定のもと作成が行われた．ガイドライン作成における利益相反（Conflict of Interest：COI）を重要視し，EBM専門家から提案された基準に基づいてガイドライン委員のCOIを公開している．菅野健太郎理事長（当時）のリーダーシップのもとに学会をあげての事業として継続されたガイドライン作成は，先進的な取り組みであり，わが国の消化器診療の方向性を学会主導で示したものとして大きな価値があったと評価される．

　第一次ガイドラインに次いで，2014年に機能性ディスペプシア（FD），過敏性腸症候群（IBS），大腸ポリープ，NAFLD/NASHの4疾患についても，診療ガイドライン（第二次ガイドライン）を刊行した．この2014年には，第一次ガイドラインも作成後5年が経過するため，先行6疾患のガイドラインの改訂作業も併せて行われた．改訂版では第二次ガイドライン作成と同様，国際的主流となっているGRADE（The Grading of Recommendations Assessment, Development and Evaluation）システムを取り入れている．

　そして，2019〜2021年には本学会の10ガイドラインが刊行後5年を超えることになるため，下瀬川徹理事長（当時）のもと，医学・医療の進歩を取り入れてこれら全てを改訂することとした．2017年8月の第1回ガイドライン委員会においては，10ガイドラインの改訂を決定するとともに，近年，治療法に進歩の認められる「慢性便秘症」も加え，合計11のガイドラインを本学会として発刊することとした．また，各ガイドラインのCQの数は20〜30程度とすること，CQのうち「すでに結論が明らかなもの」はbackground knowledgeとすること，「エビデンスが存在せず，今後の研究課題であるもの」はfuture research question（FRQ）とすることも確認された．

　2018年7月の同年第1回ガイドライン委員会において，11のガイドラインのうち，肝疾患を扱う肝硬変，NAFLD/NASHの2つについては日本肝臓学会との合同ガイドラインとして改訂することが承認された．前版ではいずれも日本肝臓学会は協力学会として発刊されたが，両学会合同であることが，よりエビデンスと信頼を強めるということで両学会にて合意されたものである．また，COI開示については，利益相反委員会が定める方針に基づき厳密に行うことも確認された．同年10月の委員会追補ではbackground knowledgeはbackground question（BQ）に名称変更し，BQ・CQ・FRQと3つのQuestion形式にすることが決められた．

　刊行間近の2019〜2020年には，日本医学会のガイドライン委員会COIに関する規定が改定されたのに伴い，本学会においても規定改定を行い，さらに厳密なCOI管理を行うこととした．また，これまでのガイドライン委員会が各ガイドライン作成委員長の集まりであったことを改め，ガイドライン統括委員会も組織された．これも，社会から信頼されるガイドラインを公表するために必須の変革であったと考える．

　最新のエビデンスを網羅した今回の改訂版は，前版に比べて内容的により充実し，記載の精度も高まっている．必ずや，わが国，そして世界の消化器病の臨床において大きな役割を果たすものと考えている．

　最後に，ガイドライン委員会担当理事として多大なご尽力をいただいた榎本信幸理事，佐々木裕利益相反担当理事，研究推進室長である三輪洋人副理事長，ならびに多くの時間と労力を惜しまず改訂作業を遂行された作成委員会ならびに評価委員会の諸先生，刊行にあたり丁寧なご支援をいただいた南江堂出版部の皆様に心より御礼を申し上げたい．

2021 年 4 月

日本消化器病学会理事長

小池　和彦

## 統括委員会一覧

| | | |
|---|---|---|
| 委員長 | 渡辺　純夫 | 順天堂大学消化器内科 |
| 委員 | 島田　光生 | 徳島大学消化器・移植外科 |
| | 福田　眞作 | 弘前大学消化器血液内科学 |
| | 田妻　進 | JA 尾道総合病院 |
| | 宮島　哲也 | 梶谷綜合法律事務所 |

## ガイドライン作成協力

| | | |
|---|---|---|
| 作成方法論 | 吉田　雅博 | 国際医療福祉大学市川病院人工透析・一般外科 |
| 文献検索 | 山口直比古 | 日本医学図書館協会（聖隷佐倉市民病院図書室） |

# 胃食道逆流症（GERD）診療ガイドライン委員会一覧

協力学会：日本消化管学会，日本食道学会

## 作成委員会

| | | | |
|---|---|---|---|
| 委員長 | 岩切 | 勝彦 | 日本医科大学消化器内科学 |
| 副委員長 | 藤原 | 靖弘 | 大阪市立大学消化器内科学 |
| 委員 | 秋山 | 純一 | 国立国際医療研究センター病院消化器内科 |
| | 飯島 | 克則 | 秋田大学消化器内科 |
| | 石村 | 典久 | 島根大学消化器内科 |
| | 伊原 | 栄吉 | 九州大学消化器代謝学 |
| | 小村 | 伸朗 | 国立病院機構西埼玉中央病院外科 |
| | 北迫 | 勇一 | 外務省大臣官房歯科診療所／東京医科歯科大学う蝕制御学分野 |
| | 栗林 | 志行 | 群馬大学消化器・肝臓内科 |
| | 小池 | 智幸 | 東北大学消化器内科 |
| | 近藤 | 隆 | 兵庫医科大学消化器内科 |
| | 野村 | 務 | 日本医科大学消化器外科 |
| | 眞部 | 紀明 | 川崎医科大学検査診断学（内視鏡・超音波） |
| | 山下 | 博司 | 医療法人鳳樹会杉本憲治クリニック |

## 評価委員会

| | | | |
|---|---|---|---|
| 委員長 | 木下 | 芳一 | 兵庫県立姫路循環器病センター／製鉄記念広畑病院 |
| 副委員長 | 大原 | 秀一 | 東北労災病院 |
| 委員 | 小澤 | 壯治 | 東海大学消化器外科 |
| | 河村 | 修 | 上牧温泉病院 |

## SR協力者

| | | | |
|---|---|---|---|
| | 阿部 | 泰明 | 山形市立病院済生館消化器内科 |
| | 菅野 | 武 | 東北大学消化器内科 |
| | 小森 | 圭司 | 九州大学病態制御内科学 |
| | 齊藤 | 真弘 | 東北大学消化器内科 |
| | 中川 | 健一郎 | 東北大学消化器内科 |
| | 保坂 | 浩子 | 群馬大学消化器・肝臓内科 |

## 作成協力者

| | | | |
|---|---|---|---|
| | 川見 | 典之 | 日本医科大学消化器内科学 |
| | 坪井 | 一人 | 富士市立中央病院外科 |
| | 萩原 | 信敏 | 日本医科大学消化器外科 |
| | 星川 | 吉正 | 日本医科大学消化器内科学 |
| | 星野 | 真人 | 東京慈恵会医科大学上部消化管外科 |
| | 増田 | 隆洋 | 東京慈恵会医科大学上部消化管外科 |
| | 矢野 | 文章 | 東京慈恵会医科大学上部消化管外科 |

# 胃食道逆流症（GERD）診療ガイドライン作成の手順

## 1. 改訂の背景

　2015年10月に胃食道逆流症（GERD）診療ガイドライン2015（改訂第2版）が発刊された．その後もGERD診療の新たな知見が報告されるとともに，2015年2月には逆流性食道炎治療薬として新規酸抑制薬であるpotassium-competitive acid blocker（P-CAB）が世界に先駆けて上市された．GERD診療における新たな知見データをガイドラインに加えるとともにP-CABの位置づけを示す必要があり，2018年7月に開催された日本消化器病学会ガイドライン委員会により，改訂作業の開始が決定された．

## 2. 改訂の手順

　ガイドライン委員会での決定より，改訂第2版において使用されていたCQは以下のように分類することが決定された．

- Background Question（BQ）：すでに結論が明らかなもの，過去のガイドラインにおいては100%合意が得られているもの．
- Clinical Question（CQ）：重要臨床課題．診療の方向を左右する疑問かつ網羅的文献検索によって推奨と根拠基準を決定できるもの．
- Future Research Question（FRQ）：網羅的文献検索によって推奨と根拠水準が決定できないもの（十分なエビデンスがなく，今後の研究課題）．

### 1）GERD診療ガイドライン作成委員会の設立

　作成委員会は，委員長・岩切勝彦，副委員長・藤原靖弘，方法論作成委員・眞部紀明，委員として飯島克則，小池智幸，伊原栄吉，石村典久，秋山純一，栗林志行，近藤　隆，山下博司，北迫勇一，小村伸朗，野村　務の計14名で構成された．また評価委員会は，委員長・木下芳一，副委員長・大原秀一，委員として小澤壮治，河村　修の計4名で構成された．

## 3. 作成手順

### 1）スコープの作成

　本診療ガイドラインが対象とする主な利用者は，一般臨床医とした．また，GERD診療に携わる医師以外の医療従事者，患者およびその家族にも参考となる情報を提供するものとした．改訂にあたっては，「胃食道逆流症（GERD）診療ガイドライン2015改訂第2版」と整合性を有することを原則とした．

　［作成基本方針］

- 本ガイドラインは，Minds診療ガイドライン作成マニュアル2017を参考に作成した．
- 改訂第2版のガイドラインと同様にGRADEシステムの基本概念を取り入れ，総体としてのエビデンスの質の評価を行う．
- 初版，改訂第2版ではGERDをびらん性GERD，非びらん性GERDの2群に分類していたが，日常診療において広く使用されている逆流性食道炎（びらん性GERD），NERD（非びらん性GERD）の用語を用いることにした．

[重要臨床課題]

今回のガイドライン改訂における重要臨床課題として，①逆流性食道炎とNERDに分けた治療のアルゴリズムの導入，②逆流性食道炎の重症度別の治療アルゴリズムの導入，③P-CABの胃食道逆流症(逆流性食道炎，NERD)治療への位置づけの3項目を決定した．

2) CQ，FRQ，BQの作成と文献検索

○ スコープでの重要臨床課題に対するCQ，FRQの作成を行った．また，改訂第2版のCQ(60件)の見直しを行い改訂第2版ですでに合意が得られているものはBQ(53個)として採用した．最終的にCQ10件，FRQ9件，BQ51件の計70件のクエスチョンが決定した．

○ 完成したクエスチョンは疫学関係が2件(BQ2件)，病態関係が8件(BQ8件)，診断関係が11件(BQ10件，FRQ1件)，内科的治療が15件(BQ5件，CQ6件，FRQ4件)，外科的治療が12件(BQ6件，CQ2件，FRQ4件)，上部消化管術後食道炎9件(BQ8件，CQ1件)，非定型的症状・食道外症状が6件(BQ6件)，Barrett食道が7件(BQ6件，CQ1件)の合計70件であり，改訂第2版の60件に比べて10件増加してより充実したものとなっている．

○ これらのCQ，FRQ，BQの作成後，評価委員会における評価を得て，修正などを行い最終のCQ，FRQ，BQが確定した．

○ CQ，FRQの文献検索は日本医学図書館協会にて系統的検索(検索期間，英文1983年〜2019年5月末，和文1983年〜2019年6月末)を行い，検索期間外での重要な論文は検索期間外文献として追加した．一部のCQではメタアナリシス，システマティックレビュー(SR)を行った．BQに関しては，各委員によるハンドサーチにより参考文献が検索された．

3) 推奨文(回答文)，解説の作成，推奨の強さの決定

○ CQに関しては，「推奨文」，「解説」を作成し，推奨の強さは作成委員会でのDelphi法による審議により決定した．BQ，FRQに関しては，「回答文」，「解説」を作成した．

○ 完成したガイドライン案は評価委員会の評価を受けたうえで修正を加えた後，学会員に公開し，パブリックコメントを求め，その結果に関する議論を経て本ガイドラインが完成した．

## おわりに

最後に，本ガイドラインをまとめるにあたって，常に一緒に仕事をしていただいた作成委員会副委員長の藤原靖弘先生，方法論作成委員の眞部紀明先生，評価委員会委員長の木下芳一先生，さらに，それぞれの仕事で多忙なところ文献の収集や評価，そのまとめに多くの時間を割いていただいた作成委員，評価委員の先生方，委員間の連絡，会議の調整，記録のまとめなど事務的な仕事に多くのサポートをいただいた日本消化器病学会事務局と南江堂のみなさんに深謝申し上げます．

2021年4月

日本消化器病学会胃食道逆流症(GERD)診療ガイドライン作成委員長

**岩切　勝彦**

# 本ガイドライン作成方法

## 1. エビデンス収集

前版（胃食道逆流症（GERD）診療ガイドライン 2015）で行われた系統的検索によって得られた論文に加え，今回新たに以下の作業を行ってエビデンスを収集した．

ガイドラインの構成を臨床疑問（clinical question：CQ），および背景疑問（background question：BQ），CQ として取り上げるにはデータが不足しているものの今後の重要課題と考えられる future research question（FRQ）ついてはキーワードを抽出して学術論文を収集した．データベースは，英文論文は MEDLINE，Cochrane Library を用いて，日本語論文は医学中央雑誌を用いた．CQ および FRQ については，英文は 1983 年～2019 年 5 月末，和文は 1983 年～2019 年 6 月末を文献検索の対象期間とした．また，検索期間以降 2021 年 2 月までの重要かつ新しいエビデンスについてはハンドサーチにより適宜追加し，検索期間外論文として掲載した．各キーワードおよび検索式は日本消化器病学会ホームページに掲載する予定である．なお，BQ についてはすべてハンドサーチにより文献検索を行った．

収集した論文のうち，ヒトに対して行われた臨床研究を採用し，動物実験に関する論文は原則として除外した．患者データに基づかない専門家個人の意見は参考にしたが，エビデンスとしては用いなかった．

## 2. エビデンス総体の評価方法

### 1）各論文の評価：構造化抄録の作成

各論文に対して，研究デザイン[1]（表 1）を含め，論文情報を要約した構造化抄録を作成した．さらに RCT や観察研究に対して，Cochrane Handbook[2] や Minds 診療ガイドライン作成の手引き[1] のチェックリストを参考にしてバイアスのリスクを判定した（表 2）．総体としてのエビデンス評価は，GRADE（The Grading of Recommendations Assessment, Development and Evaluation）アプローチ[3~22] の考え方を参考にして評価し，CQ 各項目に対する総体としてのエビデンスの質を決定し表記した（表 3）．

表 1　研究デザイン

各文献へは下記 9 種類の「研究デザイン」を付記した．
(1) メタ（システマティックレビュー /RCT のメタアナリシス）
(2) ランダム（ランダム化比較試験）
(3) 非ランダム（非ランダム化比較試験）
(4) コホート（分析疫学的研究（コホート研究））
(5) ケースコントロール（分析疫学的研究（症例対照研究））
(6) 横断（分析疫学的研究（横断研究））
(7) ケースシリーズ（記述研究（症例報告やケース・シリーズ））
(8) ガイドライン（診療ガイドライン）
(9) （記載なし）（患者データに基づかない，専門委員会や専門家個人の
　　意見は，参考にしたが，エビデンスとしては用いないこととした）

## 表2　バイアスリスク評価項目

| 選択バイアス | (1) ランダム系列生成<br>・患者の割付がランダム化されているかについて，詳細に記載されているか |
|---|---|
| | (2) コンシールメント<br>・患者を組み入れる担当者に，組み入れる患者の隠蔽化がなされているか |
| 実行バイアス | (3) 盲検化<br>・被験者は盲検化されているか，ケア供給者は盲検化されているか |
| 検出バイアス | (4) 盲検化<br>・アウトカム評価者は盲検化されているか |
| 症例減少バイアス | (5) ITT 解析<br>・ITT 解析の原則を掲げて，追跡からの脱落者に対してその原則を遵守しているか |
| | (6) アウトカム報告バイアス<br>・それぞれの主アウトカムに対するデータが完全に報告されているか（解析における採用および除外データを含めて） |
| | (7) その他のバイアス<br>・選択アウトカム報告・研究計画書に記載されているにもかかわらず，報告されていないアウトカムがないか<br>・早期試験中止・利益があったとして，試験を早期中止していないか<br>・その他のバイアス |

## 表3　エビデンスの質

**A**：**質の高いエビデンス（High）**
真の効果がその効果推定値に近似していると確信できる．

**B**：**中程度の質のエビデンス（Moderate）**
効果の推定値が中程度信頼できる．
真の効果は，効果の効果推定値におおよそ近いが，それが実質的に異なる可能性もある．

**C**：**質の低いエビデンス（Low）**
効果推定値に対する信頼は限定的である．
真の効果は，効果の推定値と，実質的に異なるかもしれない．

**D**：**非常に質の低いエビデンス（Very Low）**
効果推定値がほとんど信頼できない．
真の効果は，効果の推定値と実質的におおよそ異なりそうである．

2）アウトカムごと，研究デザインごとの蓄積された複数論文の総合評価
(1) 初期評価：各研究デザイン群の評価
　・メタ群，ランダム群＝「初期評価 A」
　・非ランダム群，コホート群，ケースコントロール群，横断群＝「初期評価 C」
　・ケースシリーズ群＝「初期評価 D」
(2) エビデンスの確実性（強さ）を下げる要因の有無の評価
　・研究の質にバイアスリスクがある
　・結果に非一貫性がある
　・エビデンスの非直接性がある
　・データが不精確である
　・出版バイアスの可能性が高い
(3) エビデンスの確実性（強さ）を上げる要因の有無の評価
　・大きな効果があり，交絡因子がない

・用量–反応勾配がある

・可能性のある交絡因子が，真の効果をより弱めている

(4) 総合評価：最終的なエビデンスの質「A，B，C，D」を評価判定した.

3) エビデンスの質の定義方法

エビデンスの確実性（強さ）は海外と日本で別の記載とせずに1つとした. またエビデンスは複数文献を統合・作成したエビデンス総体（body of evidence）とし，表3のA～Dで表記した.

4) メタアナリシス

システマティックレビューを行い，必要に応じてメタアナリシスを引用し，本文中に記載した.

## 3. 推奨の強さの決定

以上の作業によって得られた結果をもとに，治療の推奨文章の案を作成提示した. 次に推奨の強さを決めるために作成委員によるコンセンサス形成を図った.

推奨の強さは，①エビデンスの確実性（強さ），②患者の希望，③益と害，④コスト評価，の4項目を評価項目とした. コンセンサス形成方法はDelphi変法，nominal group technique（NGT）法に準じて投票を用い，70%以上の賛成をもって決定とした. 1回目で結論が集約できないときは，各結果を公表し，日本の医療状況を加味して協議のうえ，投票を繰り返した. 作成委員会はこの集計結果を総合して評価し，表4に示す推奨の強さを決定し，本文中の囲み内に明瞭に表記した.

推奨の強さは「強：強い推奨」，「弱：弱い推奨」の2通りであるが，「強く推奨する」や「弱く推奨する」という文言は馴染まないため，下記のとおり表記した. 投票結果を「合意率」として推奨の強さの次に括弧書きで記載した.

表4　推奨の強さ

| 推奨度 | |
|---|---|
| 強（強い推奨） | "実施する"ことを推奨する<br>"実施しない"ことを推奨する |
| 弱（弱い推奨） | "実施する"ことを提案する<br>"実施しない"ことを提案する |

## 4. 本ガイドラインの対象

1) 利用対象：一般臨床医

2) 診療対象：成人の患者を対象とした. 小児は対象外とした.

## 5. 改訂について

本ガイドラインは改訂第3版であり，今後も日本消化器病学会ガイドライン委員会を中心として継続的な改訂を予定している.

## 6. 作成費用について

本ガイドラインの作成はすべて日本消化器病学会が費用を負担しており，他企業からの資金

提供はない.

## 7. 利益相反について

　1) 日本消化器病学会ガイドライン委員会では，統括委員・各ガイドライン作成・評価委員と企業との経済的な関係につき，各委員から利益相反状況の申告を得た（詳細は「利益相反（COI）に関する開示」に記す）.

　2) 本ガイドラインでは，利益相反への対応として，関連する協力学会の参加によって意見の偏りを防ぎ，さらに委員による投票によって公平性を担保するように努めた．また，出版前のパブリックコメントを学会員から受け付けることで幅広い意見を収集した.

## 8. ガイドライン普及と活用促進のための工夫

　1) フローチャートを提示して，利用者の利便性を高めた.

　2) 書籍として出版するとともに，インターネット掲載を行う予定である.
　　　・日本消化器病学会ホームページ
　　　・日本医療機能評価機構 EBM 医療情報事業（Minds）ホームページ

　3) 市民向けガイドライン情報提供として，わかりやすい解説を作成し，日本消化器病学会ホームページにて公開予定である.

## ■引用文献

1) 福井次矢，山口直人（監修）. Minds 診療ガイドライン作成の手引き 2014，医学書院，東京，2014
2) Higgins JPT, Thomas J, Chandler J, et al (eds). Cochrane Handbook for Systematic Reviews of Interventions version 6.0 (updated July 2019). <https://training.cochrane.org/handbook/current>［最終アクセス 2020 年 3 月 30 日］
3) 相原守夫. 診療ガイドラインのための GRADE システム，第 3 版，中外医学社，東京，2018
4) The GRADE working group. Grading quality of evidence and strength of recommendations. BMJ 2004; **328**: 1490-1494 (printed, abridged version)
5) Guyatt GH, Oxman AD, Vist G, et al; GRADE Working Group. Rating quality of evidence and strength of recommendations GRADE: an emerging consensus on rating quality of evidence and strength of recommendations. BMJ 2008; **336**: 924-926
6) Guyatt GH, Oxman AD, Kunz R, et al; GRADE Working Group. Rating quality of evidence and strength of recommendations: What is "quality of evidence" and why is it important to clinicians? BMJ 2008; **336**: 995-998
7) Schünemann HJ, Oxman AD, Brozek J, et al; GRADE Working Group. Grading quality of evidence and strength of recommendations for diagnostic tests and strategies. BMJ 2008; **336**: 1106-1110
8) Guyatt GH, Oxman AD, Kunz R, et al; GRADE working group. Rating quality of evidence and strength of recommendations: incorporating considerations of resources use into grading recommendations. BMJ 2008; **336**: 1170-1173
9) Guyatt GH, Oxman AD, Kunz R, et al; GRADE Working Group. Rating quality of evidence and strength of recommendations: going from evidence to recommendations. BMJ 2008; **336**: 1049-1051
10) Jaeschke R, Guyatt GH, Dellinger P, et al; GRADE working group. Use of GRADE grid to reach decisions on clinical practice guidelines when consensus is elusive. BMJ 2008; **337**: a744
11) Guyatt G, Oxman AD, Akl E, et al. GRADE guidelines 1. Introduction-GRADE evidence profiles and summary of findings tables. J Clin Epidemiol 2011; **64**: 383-394
12) Guyatt GH, Oxman AD, Kunz R, et al. GRADE guidelines 2. Framing the question and deciding on important outcomes.J Clin Epidemiol 2011; **64**: 295-400
13) Balshem H, Helfand M, Schunemann HJ, et al. GRADE guidelines 3: rating the quality of evidence. J Clin Epidemiol 2011; **64**: 401-406
14) Guyatt GH, Oxman AD, Vist G, et al. GRADE guidelines 4: rating the quality of evidence - study limitation (risk of bias). J Clin Epidemiol 2011; **64**: 407-415
15) Guyatt GH, Oxman AD, Montori V, et al. GRADE guidelines 5: rating the quality of evidence - publication

bias. J Clin Epidemiol 2011; **64**: 1277-1282

16) Guyatt G, Oxman AD, Kunz R, et al. GRADE guidelines 6. Rating the quality of evidence - imprecision. J Clin Epidemiol 2011; **64**: 1283-1293

17) Guyatt GH, Oxman AD, Kunz R, et al; The GRADE Working Group. GRADE guidelines: 7. Rating the quality of evidence - inconsistency. J Clin Epidemiol 2011; **64**: 1294-1302

18) Guyatt GH, Oxman AD, Kunz R, et al; The GRADE Working Group. GRADE guidelines: 8. Rating the quality of evidence - indirectness. J Clin Epidemiol 2011; **64**: 1303-1310

19) Guyatt GH, Oxman AD, Sultan S, et al; The GRADE Working Group. GRADE guidelines: 9. Rating up the quality of evidence. J Clin Epidemiol 2011; **64**: 1311-1316

20) Brunetti M, Shemilt I, et al; The GRADE Working. GRADE guidelines: 10. Considering resource use and rating the quality of economic evidence. J Clin Epidemiol 2013; **66**: 140-150

21) Guyatt G, Oxman AD, Sultan S, et al. GRADE guidelines: 11. Making an overall rating of confidence in effect estimates for a single outcome and for all outcomes. J Clin Epidemiol 2013; **66**: 151-157

22) Guyatt GH, Oxman AD, Santesso N, et al. GRADE guidelines 12. Preparing Summary of Findings tables-binary outcomes. J Clin Epidemiol 2013; **66**: 158-172

# 本ガイドラインの構成

# フローチャート

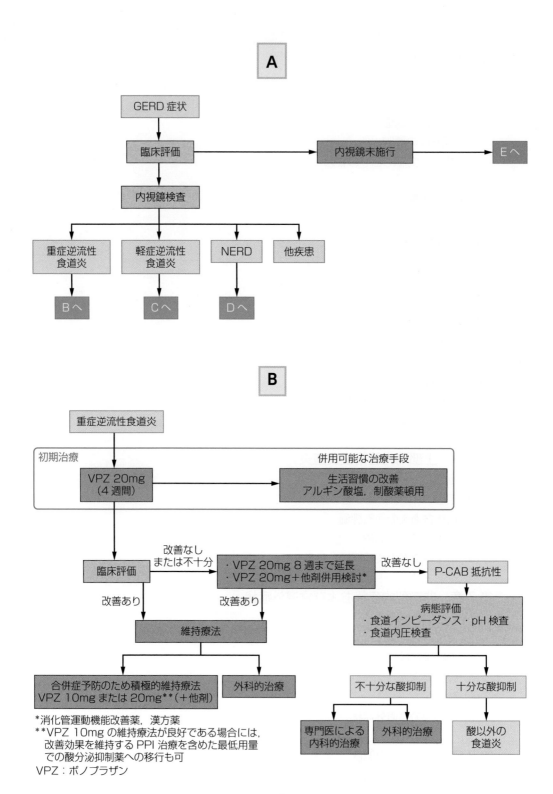

A

GERD 症状

↓

臨床評価 → 内視鏡未施行 → Eへ

↓

内視鏡検査

重症逆流性食道炎 → Bへ

軽症逆流性食道炎 → Cへ

NERD → Dへ

他疾患

B

重症逆流性食道炎

初期治療　　　　　　　　併用可能な治療手段

VPZ 20mg（4 週間）→ 生活習慣の改善アルギン酸塩，制酸薬頓用

↓

臨床評価 ─改善なしまたは不十分→ ・VPZ 20mg 8 週まで延長・VPZ 20mg＋他剤併用検討* ─改善なし→ P-CAB 抵抗性

改善あり ↓　　　改善あり

維持療法

病態評価・食道インピーダンス・pH 検査・食道内圧検査

合併症予防のため積極的維持療法VPZ 10mg または 20mg**（＋他剤）

外科的治療

不十分な酸抑制

十分な酸抑制

専門医による内科的治療　外科的治療

酸以外の食道炎

*消化管運動機能改善薬，漢方薬
**VPZ 10mg の維持療法が良好である場合には，改善効果を維持する PPI 治療を含めた最低用量での酸分泌抑制薬への移行も可
VPZ：ボノプラザン

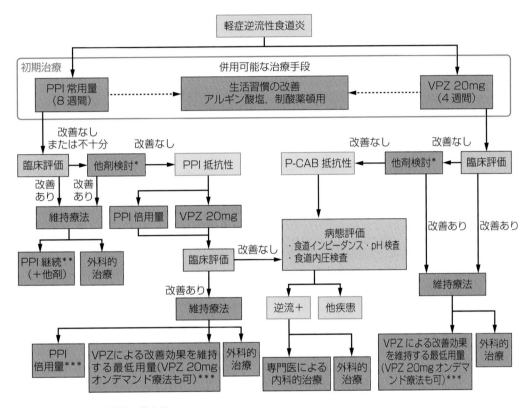

**C**

軽症逆流性食道炎

初期治療 / 併用可能な治療手段

| PPI 常用量（8 週間） | 生活習慣の改善<br>アルギン酸塩，制酸薬頓用 | VPZ 20mg（4 週間） |

改善なしまたは不十分 → 臨床評価 → 他剤検討* → PPI 抵抗性

改善なし → P-CAB 抵抗性 ← 他剤検討* ← 臨床評価（改善なし）

臨床評価 → 改善あり → 維持療法 → PPI 継続**（＋他剤）／外科的治療

他剤検討* → 改善あり

PPI 抵抗性 → PPI 倍用量／VPZ 20mg → 臨床評価 → 改善あり → 維持療法

臨床評価 → 改善なし → 病態評価<br>・食道インピーダンス・pH 検査<br>・食道内圧検査 → 逆流＋／他疾患

維持療法 → PPI 倍用量*** ／ VPZによる改善効果を維持する最低用量（VPZ 20mgオンデマンド療法も可）*** ／ 外科的治療

逆流＋ → 専門医による内科的治療 ／ 他疾患 → 外科的治療

臨床評価 → 改善あり → 維持療法 → VPZによる改善効果を維持する最低用量（VPZ 20mgオンデマンド療法も可）*** ／ 外科的治療

\*消化管運動機能改善薬，漢方薬
\*\*PPI による改善効果を維持する最低用量を用いる（PPI オンデマンド療法も可）
\*\*\*維持療法が良好である場合には，改善効果を維持する PPI 治療を含めた最低用量での
　　酸分泌抑制薬への移行も可
VPZ：ボノプラザン

D

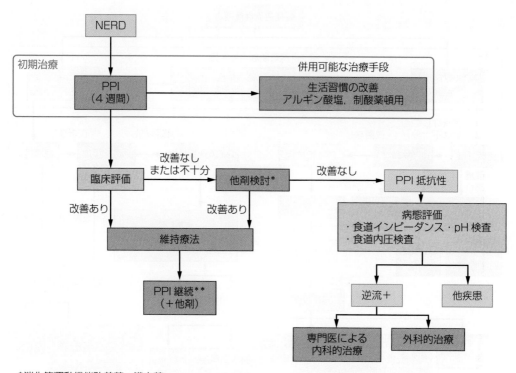

*消化管運動機能改善薬，漢方薬
**PPI による改善効果を維持する最低用量を用いる（PPI オンデマンド療法も可）

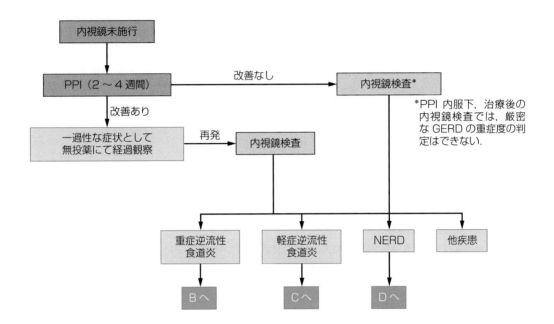

E

内視鏡未施行

↓

PPI（2～4週間）　　改善なし　　→　　内視鏡検査*

改善あり　　↓　　　　　　　　　　　　*PPI 内服下，治療後の
　　　　　　　　　　　　　　　　　　　内視鏡検査では，厳密
一過性な症状として　　再発　　　　　な GERD の重症度の判
無投薬にて経過観察　　→　　内視鏡検査　定はできない．

重症逆流性　　軽症逆流性　　NERD　　他疾患
食道炎　　　　食道炎

↓　　　　　　　↓　　　　　　↓

Bへ　　　　　　Cへ　　　　　Dへ

# 用語解説

### 1. 「胃食道逆流症(GERD)」

　胃食道逆流(gastroesophageal reflux：GER)により引き起こされる食道粘膜傷害と煩わしい症状のいずれかまたは両者を引き起こす疾患であり，食道粘膜傷害を有する「逆流性食道炎」と症状のみを認める「非びらん性逆流症(non-erosive reflux disease：NERD)」に分類される.

### 2. 胃食道逆流(GER)

　胃食道逆流(gastroesophageal reflux：GER)には，「酸の GER」と「酸以外(弱酸，非酸)の GER」が含まれる.

### 3. PPI 抵抗性 GERD

　標準量の PPI を 8 週間内服しても①食道粘膜傷害が治癒しない and/or GERD 由来と考えられる逆流症状が十分に改善しない状態と定義する.

### 4. P-CAB 抵抗性 GERD

　ボノプラザン 20 mg を 4～8 週間内服しても①食道粘膜傷害が治癒しない and/or GERD 由来と考えられる逆流症状が十分に改善しない状態と定義する.

### 5. 術後食道炎

　胃切除術(胃全摘術を含む)，食道切除後のほか，GERD に対する逆流防止手術後までを含めることとし，肥満手術後は含めない.

### 6. Barrett 食道

　Barrett 食道の定義は，国内外で統一(生検の有無，長さ，食道胃食接合部の判定)されていないのが現状であり，今後定義を統一する必要もあるが本ガイドラインでは日本における『食道癌取扱い規約(第 11 版)』に基づいた定義「Barrett 粘膜(胃から連続性に食道に伸びる円柱上皮で，腸上皮化生の有無を問わない)の存在する食道」を用いた.

# クエスチョン一覧

# 第4章　内科的治療

# 第5章　外科的治療

# 略語一覧

| | | |
|---|---|---|
| AFI | autofluorescence imaging | |
| BLI | blue laser imaging | |
| BMI | body mass index | |
| CCK | cholecystokinin | コレシストキニン |
| CD | crural diaphragm | 横隔膜脚 |
| CI | confidence interval | 信頼区間 |
| CPAP | continuous positive airway pressure | |
| DCI | distal contractile integral | |
| EGJ | esophago-gastric junction | 食道胃接合部 |
| FICE | flexible spectral imaging color enhancement | |
| GER | gastroesophageal reflux | 胃食道逆流 |
| GERD | gastroesophageal reflux disease | 胃食道逆流症 |
| *H. pylori* | *Helicobacter pylori* | ヘリコバクター・ピロリ |
| $H_2RA$ | histamine $H_2$ receptor antagonist | ヒスタミン $H_2$ 受容体拮抗薬 |
| HGD | high grade dysplasia | |
| HRM | high-resolution manometry | 高解像度食道内圧検査 |
| IPCLs | intra-papillary capillary loops | 上皮乳頭内血管ループ |
| LAPG | laparoscopy-assisted proximal gastrectomy | 腹腔鏡下噴門側胃切除 |
| LARS | laparoscopic anti-reflux surgery | 腹腔鏡下逆流防止手術 |
| LCI | linked color imaging | |
| LES | lower esophageal sphincter | 下部食道括約筋 |
| LPR | laryngopharyngeal reflux disease | 咽喉頭逆流症 |
| LSBE | long segment Barrett's esophagus | |
| MII-pH | multichannel intraluminal impedance pH monitoring | 食道内インピーダンス・pH 検査 |
| NAB | nocturnal acid breakthrough | |
| NBI | narrow band imaging | |
| NCCP | non-cardiac chest pain | 非心臓性胸痛 |
| NERD | non-erosive reflux disease | 非びらん性逆流症 |
| OR | odds ratio | オッズ比 |
| OSAS | obstructive sleep apnea syndorme | 閉塞性睡眠時無呼吸症候群 |
| P-CAB | potassium-competitive acid blocker | |
| PPI | proton pump inhibitor | プロトンポンプ阻害薬 |
| PRO | patient-reported outcome | 患者報告アウトカム |
| QOL | quality of life | 生活の質 |
| RCT | randomized controlled trial | ランダム化比較試験 |
| SI | symptom index | |
| SSBE | short segment Barrett's esophagus | |
| TEAE | treatment-emergent adverse event | |
| TRPV | transient receptor potential vanilloid | |
| USSBE | ultra-short segment Barrett's esophagus | |
| VPZ | vonoprazan | ボノプラザン |

# 第1章
# 疫学

# BQ 1-1

## 日本人の GERD の有病率はどれくらいか？

### 回答

● 逆流性食道炎の有病率は 10％程度と推定される.

### 解説

　GERD 有病率をまとめたシステマティックレビュー[1] によると，対象は異なるが逆流性食道炎の有病率は健診対象の研究で 6.5〜26.4％，平均 12.0％，外来患者対象の研究で 6.1〜16.7％，平均 10.8％であり，概ね GERD 診療ガイドライン 2015[2] に記載されているように 10％程度と推定される. 一方，GERD 症状の有訴者率については 7.7〜24.1％，平均 17.7％と逆流性食道炎の有病率より高い[1]. このことは，本邦において NERD が GERD の半数以上占めること[3] からも裏づけられる. 図 1 に本邦の GERD 有病率の変化を示す[1]. 1990 年代後半より GERD 有病率は著明に増加したが[3]，最近では緩やかな増加にとどまっている[1]. 1970 年代と比較して 1990 年代では日本人の胃酸分泌能が亢進していたが[4]，最近 20 年間では変化が少ないこと[5,6]，*H. pylori* 感染率の低下[7]，除菌療法の普及[7]，GERD 疾患概念の浸透などが要因といえる.

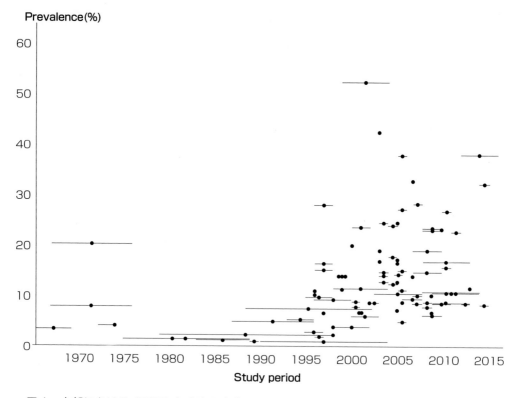

**図 1　本邦における GERD 有病率の変化**
（藤原靖弘. 日本消化器病学会誌 2017; 114: 1781-1789[1] より引用）

## 文献

1) 藤原靖弘. GERD 疫学—最近の動向—. 日本消化器病学会誌 2017; **114**: 1781-1789（メタ）
2) 日本消化器病学会（編）. 胃食道逆流症（GERD）診療ガイドライン 2015, 南江堂, 東京（ガイドライン）
3) Fujiwara Y, Arakawa T. Epidemiology and clinical characteristics of GERD in the Japanese population. J Gastroenterol 2009; **44**: 518-534（メタ）
4) Kinoshita Y, Kawanami C, Kishi K, et al. Helicobacter pylori independent chronological change in gastric acid secretion in the Japanese. Gut 1997; **41**: 452-458（横断）
5) Iijima K, Koike T, Abe Y, et al. Time series analysis of gastric acid secretion over a 20-year period in normal Japanese men. J Gastroenterol 2015; **50**; 853-861（コホート）
6) Ishimura N, Owada Y, Aimi M, et al. No increase in gastric acid secretion in healthy Japanese over the past two decades. J Gastroenterol 2015; **50**; 844-852（コホート）
7) 加藤元嗣, 久保公利, 間部克裕. Helicobacter pylori 感染の疫学. 日本内科学会雑誌 2017; **106**; 10-15（コホート）

## BQ 1-2

## 逆流性食道炎では食道狭窄，出血を合併するか？

回答

● 逆流性食道炎では食道狭窄や出血が合併することがあり，高齢や重症逆流性食道炎がリスク因子である．

解説

　本邦においても，逆流性食道炎では出血や狭窄を合併することが報告されている．ただし，それぞれの研究における対象患者や調査方法，調査期間，治療介入の有無などが異なっており，これら合併症の頻度は報告により異なっていた[1~6]．

　近年，本邦の 106 の病院で行った多施設共同前向き横断研究が発表され，逆流性食道炎患者 1,749 例のうち，出血は 9.0%，狭窄は 3.4% に認められた[7]．多変量解析では，高齢，向精神薬の併用，ロサンゼルス分類 Grade B 以上の逆流性食道炎が合併症のリスク因子であった．

　表 1 で示されているように，逆流性食道炎に伴う出血により吐血をきたして緊急内視鏡検査が施行される症例は一定数あるものの，緊急止血術が必要になる症例は極めてまれであり，症例報告が散見される程度である．Yamaguchi らの報告では，逆流性食道炎による出血に対する治療として，トロンビンの撒布と酸分泌抑制薬の投与が行われていた[1]．また，上部消化管出血を認め，内視鏡検査を行った 1,515 例を対象とした Guntipalli らの報告では，119 例（7.9%）に逆流性食道炎を認めたが，再出血は極めてまれであり，出血により死亡した症例はみられなかった[8]．Odhaib らは，逆流性食道炎による出血が原因で無症状であるものの鉄欠乏性貧血をきたす症例の割合は 1% であったと報告しており[9]，逆流性食道炎により慢性の鉄欠乏性貧血を生じる症例の頻度はあまり高くないと思われる．American Gastroenterological Association（AGA）のガイドラインでは，鉄欠乏性貧血の原因検索目的に施行した上部消化管内視鏡検査で逆流性食道炎を認めた場合でも，他に出血源がある可能性を考慮し，大腸内視鏡検査も行うべきとしている[10]．ただし，逆流性食道炎患者での出血リスク因子を検討した報告では，重症逆流性食道炎，肝硬変，performance status 不良，抗凝固薬内服がリスク因子としてあげられており[11]，

表 1 逆流性食道炎に合併する出血と狭窄の頻度

| 報告者 | 対象 | 対象数 | 出血例（%） | 狭窄例（%） |
|---|---|---|---|---|
| Yamaguchi ら[1] | 緊急内視鏡施行症例 | 1,621 | 19（1.2%） | 4（0.2%） |
| 小林ら[2] | 静脈瘤・癌を除く食道出血症例 | 81 | 37（45.7%） | |
| 相原ら[3] | 吐下血に対する緊急内視鏡施行症例 | 818 | 43（5.3%） | |
| 古賀ら[4] | 内視鏡を施行した GERD 症例 | 554 | 24（4.3%） | 1（0.2%） |
| 眞部ら[5] | GERD 長期観察症例（10 年以上） | 200 | 15（7.5%） | |
| 宮本ら[6] | GERD 長期観察症例（平均 7.1 年） | 435 | 41（9.4%） | 16（3.7%） |
| Sakaguchi ら[7] | 逆流性食道炎症例 | 1,749 | 157（9.0%） | 59（3.4%） |

（文献 1～7 より作成）

これらのリスク因子を持つ患者では逆流性食道炎による出血に注意が必要である.

## ▌文献▌

1) Yamaguchi M, Iwakiri R, Yamagushi K, et al. Bleeding and stenosis caused by reflux esophagitis was not common in emergency endoscopic examinations: a retrospective patient chart review at a single institution in Japan. J Gastroenterol 2008; **43**: 265-269（横断）

2) 小林 隆，芳野純治，乾 和郎，ほか．高齢者における食道出血性病変の特徴．老年消化器病 2009; **21**: 115-119（横断）

3) 相原洋祐，森安博人，西村典久，ほか．消化管出血で発症した高齢者逆流性食道炎の臨床的検討．日本高齢消化器病学会誌 2011; **13**: 35-40（横断）

4) 古賀千晶，船田摩央，蔵原晃一，ほか．重症逆流性食道炎症例の臨床的特徴—軽症例との比較．消化管の臨床 2012; **17**: 49-52（横断）

5) 眞部紀明，春間 賢，大越裕章，ほか．逆流性食道炎は慢性進行性の疾患か？—逆流性食道炎 200 例の 10 年間における町域臨床経過からの検討．Therapeutic Research 2009; **30**: 470-473（横断）

6) 宮本真樹，東 悠介，日高 徹，ほか．逆流性食道炎 435 例の長期経過—PPI 治療は高齢者の上部消化管粘膜傷害の予後を変える．Therapeutic Research 2011; **32**: 612-617（横断）

7) Sakaguchi M, Manabe N, Ueki N, et al. Factors associated with complicated erosive esophagitis: A Japanese multicenter, prospective, cross-sectional study. World J Gastroenterol 2017; **23**: 318-327（横断）

8) Guntipalli P, Chason R, Elliott A, et al. Upper gastrointestinal bleeding caused by severe esophagitis: A unique clinical syndrome. Dig Dis Sci 2014; **59**: 2997-3003（ケースコントロール）

9) Odhaib SA, Mohammed MJ, Hammadi S. Eddicacy of gastrointestinal endoscopy in 398 patients with irondeficiency anemia who lack gastrointestinal symptoms: Basrah experience. Cureus 2020; **12**: e9206（横断）

10) Ko CW, Siddique SM, Patel A, et al. AGA clinical practice guidelines on the gastrointestinal evaluation of iron deficiency anemia. Gastroenterology 2020; **159**: 1085-1094（ガイドライン）

11) Costa ND, Cadiot G, Merle C, et al. Bleeding reflux esophagitis: A prospective 1-year study in a university hospital. Am J Gastroenterol 2001; **96**: 47-51（横断）

第2章
病態

# 胃酸の GER は GERD の食道粘膜傷害の主な原因か？

## 回答

● 胃酸の GER による食道内の過剰な胃酸曝露は食道粘膜傷害の主な原因であり，その程度は重症な逆流性食道炎になるに従い増加する．

## 解説

　健常者，逆流性食道炎患者における食道 pH モニタリングの結果からは，逆流性食道炎患者の食道内の酸曝露時間（pH 4 未満の時間率）は健常者に比べ有意に延長している[1]．健常者，軽症，重症逆流性食道炎患者での検討では，食道粘膜傷害が重症になるに従い酸曝露時間は有意に延長[2~4]することから，逆流性食道炎患者での食道粘膜傷害の原因は食道内への過剰な酸曝露である．さらに，逆流性食道炎患者の胃酸分泌能を調べたところ，逆流性食道炎患者では対照群と比べ有意に胃酸分泌量が増加していることが判明しており，胃酸分泌能も逆流性食道炎と関連があることが判明している[5]．なお，健常者における 24 時間食道内酸曝露時間の正常値は 4% 未満である．また 24 時間食道 pH モニタリングの結果からは，食道内の pH が 4 未満となる時間が長くなるにつれて酸関連症状の頻度が高くなることから，症状と酸曝露時間にも関連があることが判明している[6]．一方，食道粘膜傷害に関する新しい考え方として，食道内に逆流する酸が直接食道粘膜上皮を傷害するのではなく，食道粘膜上皮から分泌されるサイトカインを介して食道粘膜傷害が生じるという報告がある[7]．つまり，酸やトリプシン，胆汁酸などが食道粘膜上皮細胞を刺激することで，炎症性メディエータやサイトカインの産生を高め，好中球，リンパ球を誘導することで，粘膜炎症が惹起され組織傷害が進行するという新しい考え方が出てきている[7,8]．さらに，酸で惹起される食道粘膜内の炎症性メディエータが，逆流症状発現にも関与していることが判明した[9]．このように食道粘膜傷害と逆流症状に，酸の食道内粘膜への刺激に続く一連の免疫学的機序が関与している可能性が示されている．

## 文献

1) Hayashi Y, Iwakiri K, Kotoyori M, et al. Mechanisms of acid gastroesophageal reflux in the Japanese population. Dig Dis Sci 2008; **53**: 1-6 （ケースシリーズ）
2) Iwakiri K, Kawami N, Sano H, et al. Mechanisms of excessive esophageal acid exposure in patients with reflux esophagitis. Dig Dis Sci 2009; **54**: 1686-1692 （ケースシリーズ）
3) Lundell LR, Dent J, Bennett JR, et al. Endoscopic assessment of oesophagitis: clinical and functional correlates and further validation of the Los Angeles classification. Gut 1999; **45**: 172-180 （横断）
4) Adachi K, Fujishiro H, Katsube T, et al. Predominant nocturnal acid reflux in patients with Los Angeles grade C and D reflux esophagitis. J Gastroenterol Hepatol 2001; **16**: 1191-1196 （ケースシリーズ）
5) Abe Y, Ohara S, Koike T, et al. The prevalence of Helicobacter pylori infection and the status of gastric acid secretion in patients with Barrett's esophagus in Japan. Am J Gastroenterol 2004; **99**: 1213-1221 （横断）
6) Joelsson B, Johnsson F. Heartburn --the acid test. Gut 1989; **30**: 1523-1525 （横断）
7) Souza RF, Huo X, Mittal V, et al. Gastroesophageal reflux might cause esophagitis through a cytokine-mediated mechanism rather than caustic acid injury. Gastroenterology 2009; **137**: 1776-1784 （横断）
8) Smout AJ, Bredenoord AJ. GERD: A challenge to our view of reflux oesophagitis pathogenesis. Nat Rev Gastroenterol Hepatol 2016; **13**: 504-505 （ケースシリーズ）
9) Miwa H, Kondo T, Oshima T, et al. Gastroesophageal reflux disease-related and functional heartburn: pathophysiology and treatment. Curr Opin Gastroenterol 2016; **32**: 344-352 （ケースシリーズ）

# BQ 2-2

## 胃酸の GER のメカニズムは？

**回答**

● 胃酸の GER のメカニズムには，一過性 LES 弛緩と腹圧上昇，低 LES 圧の 3 つの機序がある．また，その他に嚥下に伴う LES 弛緩時に GER が認められることもある．

**解説**

　食道胃接合部では LES と横隔膜脚 (crural diaphragm：CD) が，食道や胃の内圧に比べて高圧帯を形成し，胃酸が食道内に逆流することを防いでいる (図 1)．GER のメカニズムには，一過性 LES 弛緩と腹圧上昇，低 LES 圧の 3 つの機序がある[1~6]．また，嚥下に伴う LES 弛緩時にGER が生じることがあることも知られている．一過性 LES 弛緩 (図 2) は嚥下と関係なく LES が弛緩する現象であり，健常者や食道裂孔ヘルニアがない GERD 患者では GER の約 90％は一過性 LES 弛緩により生じ，日中および夜間ともに主な GER のメカニズムは一過性 LES 弛緩である[7,8]．一方，食道裂孔ヘルニアがある患者では，他のメカニズムによる GER もみられる[9]．一過性 LES 弛緩の頻度は健常者と GERD 患者で違いはみられないが，GERD 患者では一過性 LES 弛緩時に酸の GER を伴うことが多い[10]．

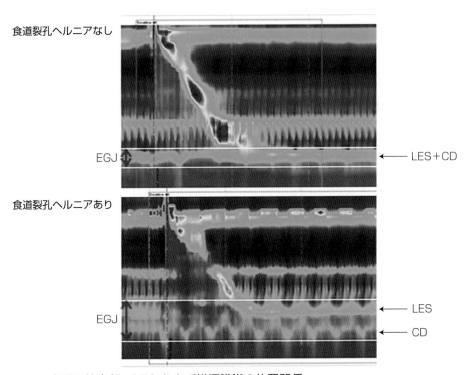

食道裂孔ヘルニアなし

EGJ ← LES＋CD

食道裂孔ヘルニアあり

EGJ ← LES
　　 ← CD

**図 1　食道胃接合部，LES および横隔膜脚の位置関係**
EGJ：esophago-gastric junction，LES：lower esophageal sphincter，CD：crural diaphragm

第 2 章　病態

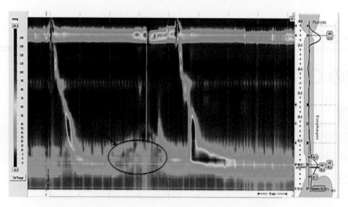

図2　食道内圧検査で捉えられた一過性 LES 弛緩

## 文献

1) Dent J, Dodds WJ, Friedman RH, et al. Mechanism of gastroesophageal reflux in recumbent asymptomatic human subjects. J Clin Invst 1980; **65**: 256-267（ケースシリーズ）

2) Dodds WJ, Dent J, Hogan WJ, et al. Mechanisms of gastroesophageal reflux in patients with reflux esophagitis. N Engl J Med 1982; **307**: 1547-1552（ケースシリーズ）

3) Dent J, Holloway RH, Toouli J, et al. Mechanisms of lower oesophageal sphincter incompetence in patients with symptomatic gastrooesphageal reflux. Gut 1988; **29**: 1020-1028（ケースシリーズ）

4) Schoeman MN, Tippett MD, Akkermans LM, et al. Mechanisms of gastroesophageal reflux in ambulant healthy human subjects. Gastroenterology 1995; **108**: 83-91（ケースシリーズ）

5) Iwakiri K, Hayashi Y, Kotoyori M, et al. Transient lower esophageal sphincter relaxations (TLESRs) are the major mechanism of gastroesophageal reflux but are not the cause of reflux disease. Dig Dis Sci 2005; **50**: 1072-1077（ケースシリーズ）

6) Hayashi Y, Iwakiri K, Kotoyori M, et al. Mechanisms of acid gastroesophageal reflux in the Japanese population. Dig Dis Sci 2008; **53**: 1-6（ケースシリーズ）

7) Feidin N, Fisher MJ, Taylor W, et al. Sleep and nocturnal acid reflux in normal subjects and patients with reflux oesophagitis. Gut 1991; **32**: 1275-1279（ケースシリーズ）

8) Kuribayashi S, Kusano M, Kawamura O, et al. Mechanism of gastroesophageal reflux in patients with obstructive sleep apnea syndrome. Neurogastroenterol Motil 2010; **22**: 611-617, e172（ケースシリーズ）

9) van Herwaarden MA, Samsom M, Smout AJ. Excess gastroesophageal reflux in patients with hiatus hernia is caused by mechanisms other than transient LES relaxations. Gastroenterology 2000; **119**: 1439-1446（ケースシリーズ）

10) Trudgill NJ, Riley SA. Transient lower esophageal sphincter relaxations are no more frequent in patients with gastroesophageal reflux disease than in asymptomatic volunteers. Am J Gastroenterol 2001; **96**: 2569-2574（ケースシリーズ）

# BQ 2-3

## 食道裂孔ヘルニアは食道の過剰な胃酸曝露の原因になるか?

### 回答

● 食道裂孔ヘルニアの存在は,食道胃接合部圧低値による酸逆流の増加および食道内の酸排出遅延をきたし,食道の過剰な胃酸曝露の原因になる.

### 解説

　ヘルニアを有する症例では,低食道胃接合部圧に関連する酸の GER が有意に増加するが,酸の GER の主なメカニズムである一過性 LES 弛緩時の酸の GER はヘルニアの有無によって差がない[1].しかしながら,ヘルニア嚢内に酸が存在する場合,一過性 LES 弛緩時の酸の GER 率は有意に増加する[2].

　ヘルニアの程度による酸の GER に及ぼす影響に関しては,高解像度内圧検査で診断したヘルニア分類と,食道インピーダンス・pH 検査による逆流との関連を検討した報告によると,ヘルニアの程度が大きいほど,有意に総逆流回数,総逆流時間が多かった[3].また,非還納性の 2 cm 以上のヘルニア症例では異常酸逆流との関連が示され[4],ヘルニアのない症例に比べ食道内の酸排出遅延が認められている[5~7].

　ヘルニアの診断に関しては,日常診療では内視鏡検査で行うことが多いが,高解像度内圧検査によるものとで比較すると,その一致率が低いとする報告がある[8].以上のことから,ヘルニア診断に課題はあるものの,明らかなヘルニアの存在は食道内の酸逆流の増加と酸排出遅延をきたし,食道の過剰な酸曝露の原因になる.

### 文献

1) van Herwaarden MA, Samsom M, Smout AJ. Excess gastroesophageal reflux in patients with hiatus hernia is caused by mechanisms other than transient LES relaxations. Gastroenterology 2000; **119**: 1439-1446 (ケースシリーズ)

2) Beaumont H, Bennink RJ, de Jong J, et al. The position of the acid pocket as a major risk factor for acidic reflux in healthy subjects and patients with GORD. Gut 2010; **59**: 441-451 (ケースコントロール)

3) Tolone S, Cassan C, Boltoli N, et al. Esophagogastric junction morphology is associated with a positive impedance-pH monitoring in patients with GERD. Neurogastroenterol Motil 2015; **27**: 1175-1182 (ケースシリーズ)

4) Jones MP, Sloan SS, Jovanovic B, et al. Impaired egress rather than increased access: an important independent predictor of erosive oesophagitis. Neurogastroenterol Motil 2002; **40**: 1005-1009 (ケースコントロール)

5) Emerenziani S, Habib FI, Ribolsi M, et al. Effect of hiatal hernia on proximal oesophageal acid clearance in gastro-oesophageal reflux disease patients. Aliment Pharmacol Ther 2006; **23**: 751-757 (ケースシリーズ)

6) Mittal RK, Lange RC, McCallum RW. Identification and mechanism of delayed esophageal acid clearance in subjects with hiatus hernia. Gastroenterology 1987; **92**: 130-135 (ケースシリーズ)

7) Sloan S, Kahrilas PJ. Impairment of esophageal emptying with hiatal hernia. Gastroenterology 1991; **100**: 596-605 (ケースシリーズ)

8) Hanada Y, Hoshino S, Hoshikawa Y, et al. Endoscopic diagnosis of hiatus hernia under deep inspiration is no consistent with esophageal manometric diagnosis. J Gastroenterol 2018; **53**: 712-717 (ケースシリーズ)

第2章　病態

# BQ 2-4

## 食道運動障害は食道の胃酸曝露の原因になるか？

回答

● 食道運動障害は食道の過剰な胃酸曝露の原因になる．

解説

　食道胃接合部（esophago-gastric junction：EGJ）の機能異常と食道体部の運動障害が胃酸の曝露に影響しうる．

　EGJ 機能として EGJ 圧と EGJ 形態が評価されており，EGJ 機能異常により GER が生じやすくなる．高解像度食道内圧検査（high-resolution manometry：HRM）で食道体部の蠕動高を評価するパラメータである distal contractile integral（DCI）の計算方法を EGJ にあてはめた EGJ-CI が低下している症例では EGJ-CI が保たれている症例に比べて，食道酸曝露時間が有意に長く，逆流性食道炎が多い[1]．また，LES と横隔膜脚が EGJ の高圧帯を形成しているが，食道裂孔ヘルニアでは LES と横隔膜脚の位置がずれる．両者が 2 cm 以上離れている患者では，離れていない患者に比べて有意に食道酸曝露時間が長い[2]．

　GER により食道内に逆流した胃酸を食道内から胃内に排出すること（クリアランス）も食道の酸曝露時間に影響する．嚥下により生じる一次蠕動波により，胃酸の大部分は胃内に排出され，わずかに残存した胃酸は嚥下した唾液により中和される[3] ことから，一次蠕動波が酸のクリアランスに重要である．蠕動波高が 30 mmHg 以上では食道内のバリウムはほとんど排出されるが，30 mmHg 未満では 60％ に逆行性のバリウム移動が観察され，20 mmHg 未満ではこの現象はより頻回になる[4]．逆流性食道炎で食道運動障害が合併する頻度は，軽症で 25％，重症で 48％と，重症例で食道運動障害の合併が多く[5]，収縮圧は重症例になるに従い低下する[6]．食道の蠕動波高が低下している症例では，食道の酸曝露時間が長く[7]，蠕動波に 5 cm 以上の欠損があると酸のクリアランスが低下する[8]．

文献

1) Tolone S, De Bortoli N, Marabotto E, et al. Esophagogastric junction contractility for clinical assessment in patients with GERD: a real added value? Neurogastroenterol Motil 2015; **27**: 1423-1431（ケースシリーズ）
2) Tolone S, Cassan C, de Bortoli N, et al. Esophagogastric junction morphology is associated with a positive impedance-pH monitoring in patients with GERD. Neurogastroenterol Motil 2015; **27**: 1175-1182（ケースシリーズ）
3) Helm F, Dodds WJ, Pelc LR, et al. Effect of esophageal emptying and saliva on clearance of acid from the esophagus. N Engl J Med 1984; **310**: 284-288（横断）
4) Kahrilas PJ, Dodds WJ, Hogan WJ, et al. Effect of peristaltic dysfunction on esophageal volume clearance. Gastroenterology 1988; **94**: 73-80（横断）
5) Kahrilas PJ, Dodds WJ, Hogan WJ, et al. Esophageal peristaltic dysfunction in peptic esophagitis. Gastroenterology 1986; **91**: 897-904（ケースシリーズ）
6) Sugiura T, Iwakiri K, Kotoyori M, et al. Relationship between severity of reflux esophagitis according to the Los Angeles classification and esophageal motility. J Gastroenterol 2001; **36**: 226-230（ケースシリーズ）
7) Leite LP, Johnston BT, Barrett J, et al. Ineffective esophageal motility (IEM): the primary findings in patients with nonspecific esophageal motility disorder. Dig Dis Sci 1997; **42**: 1859-1865（ケースシリーズ）
8) Ribolsi M, Balestrieri P, Emerenziani S, et al. Weak peristalsis with large breaks is associated with higher acid exposure and delayed reflux clearance in the supine position in GERD patients. Am J Gastroenterol 2014; **109**: 46-51（ケースシリーズ）

# BQ 2-5　(1) GERD の病態

# 胃酸以外の GER は GERD の原因になるか？

**回答**

● 胃酸以外の GER も GERD の原因になる.

**解説**

　食道内インピーダンス・pH 検査(MII-pH)の開発によって，酸と酸以外の GER を高い感度で検出することができるようになった. この方法を用いた研究にて酸以外の GER が GERD の原因となることが報告された. 食道症状には酸の GER が重要であるも，酸以外の GER も関与しており[1,2]，慢性咳嗽，喉頭炎などの食道外症状には酸以外の咽頭逆流の関与が強く示唆されている[3,4].

　Vela ら[5] は 12 名の GERD 患者を対象として，従来型 PPI による 1 週間内服治療の前後で 2 時間の MII-pH 検査を行った. 従来型 PPI 内服前後で GER 回数に差はみられなかったが，内服前と後で全逆流に占める酸の GER 割合は 45％から 3％に減少する一方(p=0.02)，酸以外の GER 割合は 55％から 97％に増加が示され(p=0.03)，この酸以外の GER が胸やけ・逆流症状の原因となることが示されている. また，Mainie ら[6] は十分量の従来型 PPI 治療にもかかわらず胸やけなどの食道症状または食道外症状を認めた GERD 患者 168 名に MII-pH 検査を施行した. 検査中に症状を認めた 144 名のなかで，酸の GER に対する SI(symptom index)[脚注] 陽性者は 11％(16 名)，酸以外の GER に対する SI 陽性者は 37％(53 人)であった. また，Iwakiri ら[7] は，十分量の従来型 PPI 治療にもかかわらず胸やけがある NERD 患者 13 人に MII-pH 検査を行ったところ，916 回の液体逆流と 171 回の症状を認めた. そのうち，4.7％(8 回)が酸，39.8％(68 回)が酸以外の GER であったと報告した. さらに，P-CAB を用いた研究では，Kawami ら[8] は，P-CAB 治療に抵抗する 43 人の NERD の MII-pH 検査を施行したところ，41.9％(18 人)が酸以外の GER に対して SI 陽性であることを示した. これらの研究結果から，特に酸分泌抑制薬内服治療時において酸以外の GER が GERD 症状の原因となることが明らかとされている.

　一方，GER を抑えることにより症状が軽くなるまたは消失する場合，GER は症状発症の原因となっていることを強く示唆する. Tutuian ら[9] は，十分量の従来型 PPI による治療にもかかわらず呼吸器疾患に起因しない慢性咳嗽を認め，かつ MII-pH 検査が施行された患者をレトロスペクティブに調べた. その結果，咳症状に対して 50 名中 13 名が SI 陽性であり，この 13 名はすべて酸以外の GER に対する SI 陽性者であった. この 13 名中 6 名に Nissen の手術が施行され，手術後に症状は消失した. また，Vela ら[10] は健常人と胸やけがある患者に対して LES 弛緩抑制作用を有するバクロフェン内服後に検査食を負荷し MII-pH 検査を行った. バクロフェン内服により，酸および酸以外の GER の回数は両者とも有意に減少し，それに伴って GER 症状は有意に減少することが示された.

　酸以外の GER による GERD は，びらんを伴うことがなく，実地臨床では NERD として扱われる. しかしながら，2016 年に改訂された Rome Ⅳ 基準によって[11]，病態評価として MII-pH 検査が施行され，症状が酸以外の GER に起因すると判明した場合は，逆流過敏性食道に分類され

ることとなった.

脚注)SI(symptom index): 全体の症状のうちで，症状に関連した逆流の割合を示す.
SI＝(症状に関連した逆流回数/総症状回数)×100(%).　50%以上を陽性とする.

## 文献

1) Sifrim D, Holloway R, Silny J, et al. Acid, nonacid, and gas reflux in patients with gastroesophageal reflux disease during ambulatory 24-hour pH-impedance recordings. Gastroenterology 2001; **120**: 1588-1598 (ケースコントロール)

2) Savarino E, Zentilin P, Tutuian R, et al. The role of nonacid reflux in NERD: lessons learned from imped-ance-pH monitoring in 150 patients off therapy. Am J Gastroenterol 2008; **103**: 2685-2693 (ケースコントロール)

3) Kawamura O, Aslam M, Rittmann T, et al. Physical and pH properties of gastroesophagopharyngeal refluxate: a 24-hour simultaneous ambulatory impedance and pH monitoring study. Am J Gastroenterol 2004; **99**: 1000-1010 (ケースコントロール)

4) Patterson N, Mainie I, Rafferty G, et al. Nonacid reflux episodes reaching the pharynx are important fac-tors associated with cough. J Clin Gastroenterol 2009; **43**: 414-419 (横断)

5) Vela MF, Camacho-Lobato L, Srinivasan R, et al. Simultaneous intraesophageal impedance and pH meas-urement of acid and nonacid gastroesophageal reflux: effect of omeprazole. Gastroenterology 2001; **120**: 1599-1606 (ケースシリーズ)

6) Mainie I, Tutuian R, Shay S, et al. Acid and non-acid reflux in patients with persistent symptoms despite acid suppressive therapy: a multicentre study using combined ambulatory impedance-pH monitoring. Gut 2006; **55**: 1398-1402 (ケースシリーズ)

7) Iwakiri K, Kawami N, Sano H, et al. Acid and non-acid reflux in Japanese patients with non-erosive reflux disease with persistent reflux symptoms, despite taking a double-dose of proton pump inhibitor: a study using combined pH-impedance monitoring. J Gastroenterol 2009; **44**: 708-712 (ケースシリーズ)

8) Kawami N, Hoshino S, Hoshikawa Y, et al. Pathogenesis of Potassium-Competitive Acid Blocker-Resistant Non-Erosive Reflux Disease. Digestion 2018; **98**: 194-200 (ケースシリーズ)

9) Tutuian R, Mainie I, Agrawal A, et al. Nonacid reflux in patients with chronic cough on acid-suppressive therapy. Chest 2006; **130**: 386-391 (ケースシリーズ)

10) Vela MF, Tutuian R, Katz PO, et al. Baclofen decreases acid and non-acid post-prandial gastro-oesophageal reflux measured by combined multichannel intraluminal impedance and pH. Aliment Phar-macol Ther 2003; **17**: 243-251 (ランダム)

11) Aziz Q, Fass R, Gyawali CP, et al. Esophageal Disorders. Gastroenterology 2016; **150**: 1368-1379 (ガイドライン)

# BQ 2-6

## NERD の病態は逆流性食道炎の病態と同じか？

### 回答

● NERD の病態は逆流性食道炎のそれとは必ずしも同じではない.

### 解説

　NERD は逆流性食道炎と比較して，臨床像が異なることが知られており，女性が多く，食道裂孔ヘルニアの合併が少なく，低体重の人が多いという特徴がある[1]．シンガポールで行われたアジア多民族国家の解析では，逆流性食道炎は NERD と比べ，高齢，男性，喫煙，精神疾患が少ない，PPI によく反応するという特徴を有し，人種，アルコール，*H. pylori* 感染率は差を認めなかった[2]．また，食道外症状から両者の病態を評価した研究では，NERD は逆流性食道炎と比較して，症状スコアが高い傾向にあったが，両者を十分鑑別できなかった[3]．NERD での GER および食道運動機能について調べた日本の研究では，NERD はコントロールと比較して，二次蠕動波の誘発は有意に低率であり，近位食道にまで逆流が及ぶことで症状が出現すると報告されている[4]．また，PPI 抵抗性 NERD では，非酸の GER が症状に強く関連していること[5]，さらに，非酸 GER の近位食道への逆流の拡がりが逆流症状と関連していることが示されている[6]．これまでに NERD は逆流性食道炎の軽症型であるかとする報告がある一方[7,8]，酸以外の GER が症状発現に関与していることが明らかとなっている.

　酸以外の GER が症状に関与する病態のひとつは，食道知覚過敏である．食道知覚に関する研究にて，NERD では食道に酸を注入すると，逆流性食道炎と比較してより強い症状を訴えること[9]，特に NERD では近位食道への酸注入に対してより敏感であることが示された[10]．さらにこの現象は酸のみでなく生理食塩水の注入に対しても観察されることが報告され[11,12]，NERD では物理刺激・化学刺激などで活性化される侵害受容体 TRPV（transient receptor potential vanilloid）1 の発現が増加していることが指摘されている[13,14]．NERD と逆流性食道炎の治療効果を直接比較した日本からの報告では，4 週間ラベプラゾール 10 mg 投与での症状消失例は NERD 症例 35.8%，逆流性食道炎症例 55.4%と NERD 症例での効果は有意に低かった[15]．

　これらの点から，NERD と逆流性食道炎では GER にかかわる病態の一部は，共通の病態の重症度の差として捉えることが可能性であるものの，「NERD は逆流性食道炎の軽症型」では説明できないエビデンスも数多く示されており病態は同じとはいえない．そのようななか，食道インピーダンス・pH 検査（MII-pH）の開発に伴って，実地臨床で逆流症状と内視鏡所見から NERD と診断されるものには，確かに逆流性食道炎で認める酸の GER とは明らかに異なる病態が含まれることが明らかとなった．日本においても，MII-pH の普及に伴って，PPI 抵抗性 NERD に対して，MII-pH 検査を行って病態評価の取り組みが行われるようになった．2016 年に改訂された Rome Ⅳ 基準において，GERD を代表とする胸やけを呈する疾患について，食道酸曝露と食道知覚の 2 つの観点から，逆流性食道炎，NERD，逆流過敏性食道，機能性胸やけの 4 つに分類された[16]（図 1）．このうち，上述の実地臨床での NERD には，①逆流性食道炎と同じように異常な食道酸曝露による NERD，②異常な食道酸曝露を認めないが，食道の感受性が亢進して

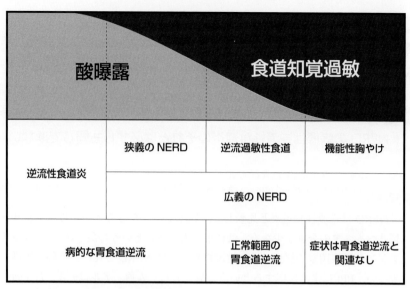

**図1　胸やけを呈する疾患の分類**
（Aziz Q et al. Gastroenterology 2016; 150: 1368-1379 より解釈を加え作成）

おり，少量の酸の GER ないしは，非酸（弱酸）の GER によっても症状が出現している逆流過敏性食道，③GER とは無関係に症状が出現している機能性胸やけの3つの病態が含まれる．

## 文献

1) Fass R. Erosive esophagitis and nonerosive reflux disease (NERD): comparison of epidemiologic, physiologic, and therapeutic characteristics. J Clin Gastroenterol 2007; **41**: 131-137
2) Ang TL, Fock KM, Ng TM, et al. A comparison of the clinical, demographic and psychiatric profiles among patients with erosive and non-erosive reflux disease in a multi-ethnic Asian country. World J Gastroenterol 2005; **11**: 3558-3561（横断）
3) Zimmerman J, Hershcovici T. Non-esophageal symptoms cannot differentiate between erosive reflux esophagitis and non-erosive reflux disease in a referred population. Scand J Gastroenterol 2011; **46**: 797-802（ケースコントロール）
4) Iwakiri K, Hayashi Y, Kotoyori M, et al. Defective triggering of secondary peristalsis in patients with non-erosive reflux disease. J Gastroenterol Hepatol 2007; **22**: 2208-2211（ケースシリーズ）
5) Iwakiri K, Kawami N, Sano H, et al. Acid and non-acid reflux in Japanese patients with non-erosive reflux disease with persistent reflux symptoms, despite taking a double-dose of proton pump inhibitor: a study using combined pH-impedance monitoring. J Gastroenterol 2009; **44**: 708-712（ケースシリーズ）
6) Iwakiri K, Sano H, Tanaka Y, et al. Characteristics of symptomatic reflux episodes in patients with non-erosive reflux disease who have a positive symptom index on proton pump inhibitor therapy. Digestion 2010; **82**: 156-161（ケースシリーズ）
7) Bredenoord AJ, Hemmink GJ, Smout AJ. Relationship between gastro-oesophageal reflux pattern and severity of mucosal damage. Neurogastroenterol Motil 2009; **21**: 807-812（ケースシリーズ）
8) Savarino E, Tutuian R, Zentilin P, et al. Characteristics of reflux episodes and symptom association in patients with erosive esophagitis and nonerosive reflux disease: study using combined impedance-pH off therapy. Am J Gastroenterol 2010; **105**: 1053-1061（ケースシリーズ）
9) Miwa H, Minoo T, Hojo M, et al. Oesophageal hypersensitivity in Japanese patients with non-erosive gastro-oesophageal reflux diseases. Aliment Pharmacol Ther 2004; **20** (Suppl 1): 112-117（ケースシリーズ）
10) Thoua NM, Khoo D, Kalantzis C, et al. Acid-related oesophageal sensitivity, not dysmotility, differentiates subgroups of patients with non-erosive reflux disease. Aliment Pharmacol Ther 2008; **27**: 396-403（ケース

シリーズ）

11）Hartono JL, Qua CS, Goh KL. Non-erosive reflux disease (NERD), symptomatic and asymptomatic erosive reflux disease (ERD): from hypersensitive to hyposensitive esophagus. Dig Dis Sci 2011; **56**: 90-96（ケースシリーズ）

12）Nagahara A, Miwa H, Minoo T, et al. Increased esophageal sensitivity to acid and saline in patients with nonerosive gastro-esophageal reflux disease. J Clin Gastroenterol 2006; **40**: 891-895（ケースシリーズ）

13）Bhat YM, Bielefeldt K. Capsaicin receptor (TRPV1) and non-erosive reflux disease. Eur J Gastroenterol Hepatol 2006; **18**: 263-270（ケースシリーズ）

14）Guarino MP, Cheng L, Ma J, et al. Increased TRPV1 gene expression in esophageal mucosa of patients with non-erosive and erosive reflux disease. Neurogastroenterol Motil 2010; **22**: 746-751, e219（ケースシリーズ）

15）Miwa H, Sasaki M, Furuta T, et al. Efficacy of rabeprazole on heartburn symptom resolution in patients with non-erosive and erosive gastro-oesophageal reflux disease: a multicenter study from Japan. Aliment Pharmacol Ther 2007; **26**: 69-77（ケースコントロール）

16）Aziz Q, Fass R, Gyawali CP, et al. Esophageal Disorders. Gastroenterology 2016; **150**: 1368-1379（ガイドライン）

第2章 病態

# 日本人の胃酸分泌能は増加しているか？

## 回答

● 日本人の胃酸分泌能は *H. pylori* 感染率の低下により増加してきている.

## 解説

　GERD は胃酸を含んだ胃内容物が食道に逆流するために発症する疾患であり，胃酸は GERD の病態に影響する最も重要な因子のひとつである．日本人における，逆流性食道炎，Barrett 食道，Barrett 食道癌患者の胃酸分泌能は，それぞれコントロールと比較し有意に高値を示すことが報告されている[1~3]．一方，東アジア人の胃酸分泌能は，欧米人に比較し低いことが知られており[4]，このことが，GERD の有病率が日本人において低値であった一因と推察されている．Kinoshita らは，1970 年代と 1990 年代における日本人の胃酸分泌能を基礎酸分泌量とガストリン刺激による最大酸分泌量で検討したところ，高齢者・非高齢者，*H. pylori* 感染者・陰性者ともに，1970 年代と比較し 1990 年代で胃酸分泌能が亢進していることを報告した[5]．この胃酸分泌能の上昇により日本人において GERD の有病率が増加したと考えられている．さらに，Ishimura らは 2010 年代に同様の方法で胃酸分泌能を検討したところ，高齢者・非高齢者，*H. pylori* 感染者・陰性者ともに 1990 年代に比較し胃酸分泌能の変化はないと報告した[6]．一方，Iijima らは内視鏡を用いたガストリン刺激酸分泌能試験(endoscopic gastrin test)[7] を用い，胃炎以外に器質的疾患を認めない男性例について年代別に 5 年ごとに胃酸分泌能を検討し，1995 年から 2014 年の日本人男性の胃酸分泌能は約 20% 増加したと報告した[8]．なお，この胃酸分泌能の増加は *H. pylori* 感染率が近年低下していることによる相対的な影響が大きく，*H. pylori* 感染の有無を含めた調整因子を入れて重回帰分析すると期間と胃酸分泌能の有意な関連は消失すること，*H. pylori* 陽性者の胃酸分泌能は常に陰性者の半分程度であること，*H. pylori* 陰性者の胃酸分泌能は経年的にまったく変化がなかったことも報告している[8]．また，Iijima らは，40 歳未満(平均年齢 26 歳)の *H. pylori* 陰性健常成人の胃酸分泌能を同様の手法で検討し，1995 年から 2014 年で胃酸分泌能が増加していることを報告していることから，若年者では胃酸分泌能は増加している可能性がある[9]．

## 文献

1) Koike T, Ohara S, Sekine H, et al. Helicobacter pylori infection prevents erosive reflux oesophagitis by decreasing gastric acid secretion. Gut 2001; **49**: 330-334 (ケースコントロール)
2) Abe Y, Ohara S, Koike T, et al. The prevalence of Helicobacter pylori infection and the status of gastric acid secretion in patients with Barrett's esophagus in Japan. Am J Gastroenterol 2004; **99**: 1213-1221 (ケースコントロール)
3) Inomata Y, Koike T, Ohara S, et al. Preservation of gastric acid secretion may be important for the development of gastroesophageal junction adenocarcinoma in Japanese people, irrespective of the H. pylori infection status. Am J Gastroenterol 2006; **101**: 926-933 (ケースコントロール)
4) Cheng FC, Lam SK, Ong GB. Maximum acid output to graded doses of pentagastrin and its relation to parietal cell mass in Chinese patients with duodenal ulcer. Gut 1977; **18**: 827-832 (横断)
5) Kinoshita Y, Kawanami C, Kishi K, et al. Helicobacter pylori independent chronological change in gastric

acid secretion in the Japanese. Gut 1997; **41**: 452-458（コホート）

6）Ishimura N, Owada Y, Aimi M, et al. No increase in gastric acid secretion in healthy Japanese over the past two decades. J Gastroenterol 2015; **50**: 844-852（コホート）

7）Iijima K, Ohara S, Sekine H, et al. A new endoscopic method of gastric acid secretory testing. Am J Gastroenterol 1998; **93**: 2113-2118（横断）

8）Iijima K, Koike T, Abe Y, et al. Time series analysis of gastric acid secretion over a 20-year period in normal Japanese men. J Gastroenterol 2015; **50**: 853-861（コホート）

9）Iijima K, Koike T, Abe Y, et al. A Chronological Increase in Gastric Acid Secretion from 1995 to 2014 in Young Japanese Healthy Volunteers under the Age of 40 Years Old. Tohoku J Exp Med 2016; **239**: 237-241（コホート）

## GERD の誘発因子は何か？

### 回 答

● 激しい肉体運動や，脂肪摂取の増加，過食，肥満，円背，ストレス，LES 圧を低下させる薬剤は，GERD を誘発させる可能性がある．

### 解説

　適度な運動では酸の GER の誘発は少なく，週1回以上の適度な運動(30 分以上のジョギングやクロスカントリースキーなど)は，GERD の発症リスクを下げるという報告もあるため[1]，適度な運動は GERD の誘発因子にはならないが，激しい運動(通常 $VO_2max$ や最大心拍数をもたらす運動を指す)は酸の GER を増加させることが報告されており[2,3]，GERD の誘発因子となる．また，筋力トレーニングでも酸の GER がしばしば生じる[4]．食事内容に関しては，脂肪摂取増加が十二指腸粘膜からのコレシストキニン(cholecystokinin：CCK)の分泌を増加させ，CCK-A 受容体を介した一過性 LES 弛緩が生じることで GER を増加させると考えられており，高脂肪食は GERD の誘因と考える[5]．また，胃の伸展刺激が一過性 LES 弛緩を引き起こし GER が誘発されやすいことが報告されており[6]，いわゆる食べ過ぎや飲み過ぎは GER の誘発因子となる．また，食後は一過性 LES 弛緩が高頻度に起こり GER が生じやすく[7]，就寝前に食事をすると長時間にわたって食道が酸に曝露され，GERD を誘発すると考えられる[8,9]．さらに，肥満，高齢化，骨粗鬆症に起因する円背に伴う腹圧の上昇，あるいはカルシウム拮抗薬や亜硝酸塩などの LES 圧を低下させる薬剤も GER の誘引となり，GERD の増悪因子である[10~12]．一方で，ストレスの増加や睡眠時間の短縮に伴い，中枢性の食道知覚過敏性が生じることで，症状が生じやすくなっていると考えられており[13]，逆流症状の誘発因子としてストレスの関与も報告されている．

### 文献

1) Nilsson M, Johnsen R, Ye W, et al. Lifestyle related risk factors in the aetiology of gastro-oesophageal reflux. Gut 2004; 53: 1730-1735 (ケースコントロール)
2) Soffer EE, Merchant RK, Duethman G, et al. Effect of graded exercise on esophageal motility and gastroesophageal reflux in trained athletes. Dig Dis Sci 1993; 38: 220-224 (ケースシリーズ)
3) Soffer EE, Wilson J, Duethman G, et al. Effect of graded exercise on esophageal motility and gastroesophageal reflux in nontrained subjects. Dig Dis Sci 1994; 39: 193-198 (ケースシリーズ)
4) Clark CS, Kraus BB, Sinclair J, et al. Gastroesophageal reflux induced by exercise in healthy volunteers. JAMA 1989; 261: 3599-3601 (ケースシリーズ)
5) Holloway RH, Lyrenas E, Ireland A, et al. Effect of intraduodenal fat on lower oesophageal sphincter function and gastro-oesophageal reflux. Gut 1997; 40; 449-453 (横断)
6) Franzi SJ, Martin CJ, Cox MR, et al. Response of canine lower esophageal sphincter to gastric distension. Am J Physiol 1990; 259: G380-G385 (横断)
7) 杉山　雅，関口利和，西岡利夫，ほか．健康正常 人の夜間における食道胃運動と gastroesophageal reflux, acid clearance について．日本消化器病学会雑誌 1981; 78; 166-175 (ケースシリーズ)
8) Adachi K, Fujishiro H, Katsube T, et al. Predominant nocturnal acid reflux in patients with Los Angeles grade C and D reflux esophagitis. J Gastroenterol Hepatol 2001; 16: 1191-1196 (横断)
9) Fujiwara Y, Machida A, Watanabe Y, et al. Association between dinner-to-bed time and gastroesophageal

reflux disease. Am J Gastroenterol 2005; **100**: 2633-2636 (横断)

10) Watanabe A, Iwakiri R, Yamaguchi D, et al. Risk factors for resistance to proton pump inhibitor mainte-nance therapy for reflux esophagitis in Japanese women over 60 years. Digestion 2012; **86**: 323-328 (横断)

11) Ishikawa H, Iwakiri K, Sugiura T, et al. Effect of nifedipine administration (10 mg) on esophageal acid exposure time. J Gastroenterol 2000; **35**: 43-46 (ケースシリーズ)

12) Asaoka D, Nagahara A, Hojo M, et al. Association of medications for lifestyle-related diseases with reflux esophagitis. Ther Clin Risk Manag. 2016; **12**: 1507-1515 (横断)

13) Fass R, Naliboff BD, Fass SS, et al. The effect of auditory stress on perception of intraesophageal acid in patients with gastroesophageal reflux disease. Gastroenterology 2008; **134**: 696-705 (ケースシリーズ)

第2章 病態

# 第 3 章
# 診断

# GERD の定型的食道症状は何か？

## 回答

● GERD の定型的食道症状は，胸やけ・呑酸である．

## 解説

　GERD の定型症状として胸やけと呑酸がある[1]．胸やけは，胸骨後部の焼けるような感覚であり，また呑酸は，逆流した胃内容物が口腔内や下咽頭まで上がることを認知すること，と定義される．

　ただし，一般的には胸やけという症状の理解は，民族，文化，性あるいは個人で差がある可能性がある．これまでに人種間で胸やけ症状に対する理解度が異なることが知られている．米国人の検討では，白人，黒人およびアジア人に分けて胸やけ症状の頻度とその言葉の意味を検討すると，黒人で最もその頻度は高く，アジア人での頻度および理解度は著しく低い[2]．日本からの報告では，ある職域一般従業員を対象とした検討で胸やけは様々な症状として多様に理解されており[3]，健常者と GERD 患者，また医師と看護師で胸やけの理解度が異なることが示されている[4]．この他，上腹部症状の訴えは家族単位で特徴があり，これは症状の理解に家族を含めた生育環境や文化および遺伝子レベルでの個人の差が関連する可能性を示している[5]．脳イメージングを用いた研究では，食道内酸注入による症状発現時に各個人あるいは健常者と GERD 患者で脳内活性化領域やその程度に差があることが報告されており[6]，症状の理解の差の原因は複雑である．したがって，胸やけ症状の把握は単なる症状の有無の聴取ではなく，具体的な表現を交えた注意深い問診が必要であろう[7]．

## 文献

1) Vakil N, van Zanten SV, Kahrilas P, et al. The Montreal definition and classification of gastroesophageal reflux disease: a global evidence-based consensus. Am J Gastroenterol 2006; **101**: 1900-1920 （ガイドライン）
2) Spechler SJ, Jain SK, Tendler DA, et al. Racial differences in the frequency of symptoms and complications of gastro-oesophageal reflux disease. Aliment Pharmacol Ther 2002; **16**: 1795-1800 （横断）
3) 河村　朗，野中　洋，八坂成暁，ほか．「むねやけ」についての検討．消化器の臨床 2003; **6**: 231-234
4) Manabe N, Haruma K, Hata J, et al. Differences in recognition of heartburn symptoms between Japanese patients with gastroesophageal reflux, physicians, nurses, and healthy lay subjects. Scand J Gastroenterol 2008; **43**: 398-402 （横断）
5) Murray LJ, McCarron P, McCorry RB, et al. Prevalence of epigastric pain, heartburn and acid regurgitation in adolescents and their parents: evidence for intergenerational association. Eur J Gastroenterol Hepatol 2007; **19**: 297-303 （横断）
6) Kern M, Hofmann C, Hyde J, et al. Characterization of the cerebral cortical representation of heartburn in GERD patients. Am J Physiol Gastrointest Liver Physiol 2004; **286**: G174-G181 （コホート）
7) 星原芳雄．GERD の基礎知識—GERD の定型的症状—「胸やけ」は正しく理解されているか？内科 2006; **98**: 598-601

# BQ 3-2

## GER により定型的食道症状以外の症状（胸痛や食道外症状）が出現することがあるか？

### 回答

● GER によって非定型的症状（胸痛や食道外症状）が出現することがある.

### 解説

　GERD は「胃内容物の逆流によって引き起こされる症状や合併症を起こした状態」と定義され，胸やけや呑酸などの定型的症状だけでなく，様々な非定型的症状（食道または食道外症状）が出現することが明らかとなっている[1,2]. しかしながら，これらの非定型的症状は，GER が唯一の原因であることはまれであり，多くの症状誘発因子のひとつと考えられている[1~4].

　食道における症状としては，狭心症に類似した「非心臓性胸痛（non-cardiac chest pain：NCCP)」がある. 一方，食道外症状は，GERD との関連性が確立している症状として「喉頭炎」，「咳嗽」，「喘息」，「歯の酸蝕症」，また GERD との関連性が推測される症状として「咽頭炎」，「副鼻腔炎」，「特発性肺線維症」，「再発性中耳炎」があげられている[1,2]（詳細については，第7章「非定型的症状および食道外症状（BQ 7-1~7-6）」を参照).

　GERD により食道外症状が出現するメカニズムとして，胃内容物が上部食道括約筋を越えて食道外臓器へ逆流する直接刺激のみならず，食道内への逆流により迷走神経を介する気管支の収縮や咽頭・呼吸器上皮の知覚過敏が誘発される場合が想定されている[4].

　非定型的症状に対する PPI の有効性は，非定型的症状の病態おける GERD の関与度を反映して，一般に定型的症状よりも低いことが知られている[5,6]. しかし，NCCP[7,8]，咳嗽[9]では，GERD の存在が確認される（pH モニタリングで酸逆流または内視鏡検査で逆流性食道炎が認められる）場合に，プラセボに比べて PPI による治療効果が高いことが示されている.

### 文献

1) Vakil N, van Zanten SV, Kahrilas PJ, et al. The Montreal Definition and Classification of Gastroesophageal Reflux Disease: A Global Evidence-Based Consensus. Am J Gastroenterol 2006; **101**: 1900-1920（ガイドライン）

2) Kahrilas PJ, Shaheen NJ, Vaezi MF. American Gastroenterological Association Institute technical review on the management of gastroesophageal reflux disease. Gastroenterol 2008; **135**: 1383-1413（ガイドライン）

3) Katz PO, Gerson LB, Vela MF. Guidelines for the diagnosis and management of gastroesophageal reflux disease. Am J Gastroenterol 2013; **108**: 308-328（ガイドライン）

4) Vaezi MF, Katzka D, Zerbib F. Extraesophageal symptoms and diseases attributed to GERD: where is the pendulum swinging now? Clin Gastroenterol Hepatol 2018; **16**: 1018-1029（ガイドライン）

5) Gyawali CP, Fass R. Management of gastroesophageal reflux disease. Gastroenterol 2018; **154**: 302-318（総説）

6) Katzka DA, Pandolfino JE, Kahrilas PJ. Phenotype of gastroesophageal reflux disease: where Rome, Lyon, and Montreal Meet. Clin Gastroenterol Hepatol 2020; **18**: 767-776

7) Kushnir VM, Sayuk GS, Gyawali CP. Abnormal GERD parameters on ambulatory pH monitoring predict therapeutic success in noncardiac chest pain. Am J Gastroenterol 2010; **105**: 1032-1038（コホート）

8) Kahrilas PJ, Huges N, Howden CW. Response of unexplained chest pain to proton pump inhibitor treatment in patients with and without objective evidence of gastroesophageal reflux disease. Gut 2011; **60**: 1473-1478（メタ）

9) Kahrilas PJ, Howden CW, Hughes N. Response of chronic cough to acid-suppressive therapy in patients with gastroesophageal reflux disease. Chest 2013; **143**: 605-612（メタ）

第3章　診断

# 自己記入式アンケートは GERD の診断，治療効果の評価に有用か？

### 回答

● 自己記入式アンケートは GERD の診断，治療効果の評価ともに有用である．

### 解説

近年，医療者による評価だけでなく，患者の主観的評価である患者報告アウトカム（patient-reported outcome：PRO）の重要性が認識されるようになっている．一般的に，PRO とは，面接もしくは自己記入式質問票により，患者または被験者から直接得られる情報を指す．

GERD の診療に際しても，患者の症状を正確に把握し，GERD の診断や治療効果の評価を行うことは必要不可欠であり，様々な問診票が開発されている．これまでに GERD の問診票に関するシステマティックレビューがなされている[1~3]．最近では，電子患者日誌のための問診票も考案されている[4]．

GERD の診断に用いられる主な問診票を表 1 に示す[5~15]．感度・特異度ともに平均 70% 前後で，GERD の初期診断に有用である．また，ReQuest[10] や FSSG[16] 問診票は症状の頻度を点数化しており，治療の効果判定に有用である．

### 文献

1) Chassany O, Shaheen NJ, Karlsson M, et al. Systematic review: symptom assessment using patient-reported outcomes in gastroesophageal reflux disease and dyspepsia. Scand J Gastroenterol 2012; **47**: 1412-1421 （メタ）

2) Vakil NB, Halling K, Becher A, et al. Systematic review of patient-reported outcome instruments for gastroesophageal reflux disease symptoms. Eur J Gastroenterol Hepatol 2013; **25**: 2-14 （メタ）

3) Bolier EA, Kessing BF, Smout AJ, et al. Systematic review: questionnaires for assessment of gastroesophageal reflux disease. Dis Esophagus 2015; **28**: 105-120 （メタ）

4) Andrae DA, Hanlon J, Cala ML, et al. Evaluation and validation of the modified reflux symptom questionnaire-electronic diary in patients with persistent gastroesophageal reflux disease. Clin Transl Gastroenterol 2020; **11**: e00117 （横断）

5) Carlsonn R, Dent J, Bolling-Sternevald E, et al. The usefulness of a structured questionnaire in the assessment of symptomatic gastroesophageal reflux disease. Scand J Gastroenterol 1998; **33**: 1023-1029 （横断）

6) Manterola C, Munoz S, Grande L, et al. Initial validation of a questionnaire for detecting gastroesophageal reflux disease in epidemiological settings. J Clin Epidemiol 2002; **55**: 1041-1045 （横断）

7) Wong WM, Lam KF, Lai KC, et al. A validated symptpms questionnaire (Chinese GERDQ) for the diagnosis of gastro-oesophageal reflux disease in the Chinese population. Aliment Pharmacol Ther 2003; **17**: 1407-1413 （横断）

8) Zimmermann J. Validation of a brief inventory for diagnosis and monitoring of symptomatic gastro-oesophageal reflux. Scand J Gastroenterol 2004; **39**: 212-216 （横断）

9) Kusano M, Shimoyama Y, Sugimoto S, et al. Development and evaluation of FSSG: frequency scale for the symptoms of GERD. J Gastroenterol 2004; **39**: 888-891 （横断）

10) Bardhan KD, Stanghellini V, Armstrong D, et al. Evaluation of GERD symptoms during therapy. Part Ⅰ. Development of the new GERD questionnaire ReQuest. Digestion 2004; **69**: 229-237 （横断）

11) Shimoyama Y, Kusano M, Sugimoto S, et al. Diagnosis of gastroesophageal reflux disease using a new questionnaire. J Gastroenterol Hepatol 2005; **20**: 643-647 （横断）

表1　GERD 診断時に使用される問診票と感度・特異度

| 問診票 | 年 | 対象疾患 | 人数（GERD：control） | GERDの診断方法 | 感度(%) | 特異度(%) | 調査した国 | 使用した言語 |
|---|---|---|---|---|---|---|---|---|
| QUEST [5] | 1998 | びらん性GERD | 133：291 | EGD | 70 | 46 | スウェーデン，英国 | 英語 |
| QUEST [5] | 1998 | GERD | 148：28 | EGD and pH | 92 | 19 | スウェーデン，英国 | 英語 |
| スケール票(Manterola) [6] | 2002 | GERD | 180：80 | 臨床的 | 92 | 95 | チリ | 英語 |
| Chinese GERDQ [7] | 2003 | GERD | 100：101 | EGD and pH | 82 | 84 | 香港 | 中国語 |
| スケール票(Zimmerman) [8] | 2004 | GERD | 258：300 | EGD and pH | 91 | 92 | イスラエル | ？ |
| FSSG(Fスケール) [9, 16] | 2004 | びらん性GERD | 42：67 | EGD | 62 | 59 | 日本 | 日本語 |
| ReQuest [10] | 2004 | びらん性GERD | 421 | EGD | × | × | ドイツ，フランス，スペイン，米国，英国 | ドイツ語，英語，フランス語，スペイン語 |
| Sスケール [11] | 2005 | びらん性GERD | 124：209 | EGD | 80 | 54 | 日本 | 日本語 |
| I-GERDQ-R [12] | 2006 | GERD | 185：93 | 臨床的 | 65 | 100 | ベルギー，フランス，イタリア，オランダ，ポーランド，英国，米国 | オランダ語，フィンランド語，フンス語，ドイツ語，イタリア語，ポーランド語，ポルトガル語，スペイン語，英語 |
| questionnaire [13] | 2007 | GERD | 72：60 | EGD and 臨床的 | 70～75 | 63～78 | イスラエル | ？ |
| Graded response questionnaire(中国語版) [14] | 2008 | GERD | 45 | 臨床的 | 87.5 | 75.7 | シンガポール | 中国語 |
| Graded response questionnaire(英語版) [14] | 2008 | GERD | 163 | 臨床的 | 76.9 | 50.8 | シンガポール | 英語 |
| GERD-Q [15] | 2009 | GERD | 308 | EGD and pH | 65 | 71 | ドイツ，スウェーデン，カナダ，デンマーク，ノルウェー，英国 | 英語 |

EGD：esophagogastroduodenoscopy（上部消化管内視鏡），pH：24 時間食道 pH モニタリング
＊：minimal change（Grade M）を含む
×：文献に記載なし
（文献5〜16 より作成）

12)　Kleinman L, Rothman M, Strauss R, et al. The infant gastroesophageal reflux questionnaire revised: development and validation as an evaluative instrument. Clin Gastroenterol Hepatol 2006; **4**: 588-596（横断）

13)　Horowitz N, Moshkowitz M, Halpern Z, et al. Applying data mining techniques in tha development of a diagnostics questionnaire for GERD. Dig Dis Sci 2007; **52**: 1871-1878（横断）

14) Ho KY, Gwee KA, Khor JL, et al. Validation of a graded response questionnaire for the diagnosis of gastroesophageal reflux disease in an Asian primary care population. J Clin Gastroenterol 2008; **42**: 680-686 (横断)

15) Jones R, Junghard O, Dent J, et al. Development of the GerdQ, atool for the diagnosis and management of gastro-oesophageal reflux disease in primary care. Aliment Pharmacol Ther 2009; **30**: 1030-1038 (横断)

16) Kusano M, Shimoyama Y, Kawamura O, et al. Proton pump inhibitors improve acid-related dyspepsia in gastroesophageal reflux disease patients. Dig Dis Sci 2007; **52**: 1673-1677 (横断)

## BQ 3-4

# 食道粘膜傷害の内視鏡的重症度は自覚症状の重症度と相関するか？

回答

● 食道粘膜傷害の内視鏡的重症度は自覚症状と必ずしも相関しない.

解説

　ロサンゼルス分類は胸やけの重症度と相関する[1]と報告されているが，その後の検討では胸やけ症状の重症度別にロサンゼルス分類 Grade C/D の頻度を検討すると，胸やけ症状が軽度で22%，中等度で23%，高度で31%であり，自覚症状重症度は内視鏡的重症度と相関しないことが示されている[2]. 内視鏡的粘膜傷害の重症度と自覚症状重症度はある程度相関があるとの報告もあるが，その相関程度は低い[3~5]. また，NERD 患者の7割で過剰な酸の GER を認めない[6].

　日本における検討では，多施設共同研究で胸やけや呑酸症状を聴取後に上部消化管内視鏡検査を施行し，症状と逆流性食道炎の重症度を検討すると，胸やけ症状は OR 2.46 で逆流性食道炎の有意な予測因子であり，逆流性食道炎の重症度に比例して有意に発現する症状であったが，ロサンゼルス分類 Grade C/D でも40%で胸やけ症状は認めない. さらに，胸やけのある患者の24%にのみ内視鏡的な逆流性食道炎を認めたに過ぎない[4]. したがって，各症状を聴取するだけでは内視鏡的所見の有無や重症度を予測することは困難であった[4].

　内視鏡的粘膜傷害の重症度と自覚症状重症度の関連に影響を与える因子としては，年齢，性などがあげられる[7]. 高齢者では症状が発現しにくくなり，年齢とともに逆流性食道炎が重症になるにもかかわらず，胸やけなどの逆流症状の程度は逆に低下し[8]，非定型症状が増加する[9]. また，逆流性食道炎の11.6%(45/388)は無症状であり，無症状の逆流性食道炎は有症状の逆流性食道炎に比較して，有意に高齢であり，性，内視鏡的重症度に差を認めず，QOL は保たれていた[10]. しかし，NERD 患者では高齢者で胸やけ症状発現率が若年者に比して高率であると日本から報告されている[11].

　併存症として糖尿病の影響も検討されている. GSRS 問診票を用いてロサンゼルス分類 B/C/D の患者の症状を調査したところ，呑酸症状を認めた患者の割合は，糖尿病を有さない患者で67%であったのに対し，糖尿病患者では45%と低く，糖尿病性神経障害による知覚低下の影響が考えられている[12]. また，肥満外科手術を施行する患者を対象にした研究では，GERD 症状を有する頻度は，糖尿病の合併にかかわらず低いものの(<29%)，逆流性食道炎の頻度は糖尿病を有さない患者で47%，糖尿病患者で58%(両群に統計学的有意差なし)と高いと報告されている[13].

　F スケール(FSSG)問診票を用いて逆流性食道炎の内視鏡的重症度を比較すると，ロサンゼルス分類 Grade C/D では，FSSG スコアが高値であり，酸の GER 関連症状スコアのみで検討するとさらに有意に高値であった. しかし，同時に聴取した QUEST 問診票ではスコアと内視鏡的重症度に相関を認めなかった. さらに，ロサンゼルス分類の Grade A と B において，Grade M との間に FSSG および QUEST スコアに有意な違いを認めていない[14].

　食道 pH モニタリングと症状の相関が必ずしも高くないこともあり[15~18]，胸やけ症状発現を

単純に酸の GER の程度によって規定することは困難と考えられる.

## ▌文献▌

1) Lundell LR, Dent J, Bennett JR, et al. Endoscopic assessment of oesophagitis: clinical and functional correlates and further validation of the Los Angeles classification. Gut 1999; **45**: 172-180 (横断)

2) Fennerty MB, Johnson DA. Heartburn severity does not predict disease severity in patients with erosive esophagitis. MedGenMed 2006; **8**: 6 (横断)

3) El-Serag HB, Johanson JF. Risk factors for the severity of erosive esophagitis in Helicobacter pylori-negative patients with gastroesophageal reflux disease. Scand J Gastroenterol 2002; **37**: 899-904 (横断)

4) Okamoto K, Iwakiri R, Mori M, et al. Clinical symptoms in endoscopic reflux esophagitis: evaluation in 8031 adult subjects. Dig Dis Sci 2003; **48**: 2237-2241 (横断)

5) Locke GR, Zinsmeister AR, Talley NJ. Can symptoms predict endoscopic findings in GERD? Gastrointest Endosc 2003; **58**: 661-670 (横断)

6) Xiong LS, Chen MH, Lin JK, et al. Stratification and symptom characteristics of non-erosive reflux disease based on acid and duodenogastroesophageal reflux. J Gastroenterol Hepatol 2008; **23**: 290-295 (横断)

7) Lin M, Gerson LB, Lascar R, et al. Features of gastroesophageal reflux disease in women. Am J Gastroenterol 2004; **99**: 1442-1447 (横断)

8) Fass R, Pulliam G, Johnson C, et al. Symptom severity and oesophageal chemosensitivity to acid in older and young patients with gastro-oesophageal reflux. Age Ageing 2000; **29**: 125-130 (横断)

9) Pilotto A, Franceschi M, Leandro G, et al. Clinical features of reflux esophagitis in older people: a study of 840 consecutive patients. J Am Geriatr Soc 2006; **54**: 1537-1542 (横断)

10) Nagahara A, Hojo M, Asaoka D, et al. Clinical feature of asymptomatic reflux esophagitis in patients who underwent upper gastrointestinal endoscopy. J Gastroenterol Hepatol 2012; **27** (Suppl 3): 53-57 (横断)

11) Furuta K, Kushiyama Y, Kawashima K, et al. Comparisons of symptoms reported by elderly and non-elderly patients with GERD. J Gastroenterol 2012; **47**: 144-149 (横断)

12) Sakitani K, Suzuki N, Ihara S, et al. Decline in perception of acid regurgitation symptoms from gastroesophageal reflux disease in diabetes mellitus patients. PLoS One 2018; **13**: e0194466 (横断)

13) Lorentzen J, Medhus AW, Hertel JK, et al. Erosive Esophagitis and Symptoms of Gastroesophageal Reflux Disease in Patients with Morbid Obesity with and without Type 2 Diabetes: a Cross-sectional Study. Obes Surg 2020; **30**: 2667-2675 (横断)

14) Danjo A, Yamaguchi K, Fujimoto K, et al. Comparison of endoscopic findings with symptom assessment systems (FSSG and QUEST) for gastroesophageal reflux disease in Japanese centres. J Gastroenterol Hepatol 2009; **24**: 633-638 (横断)

15) Tefera L, Fein M, Ritter MP, et al. Can the combination of symptoms and endoscopy confirm the presence of gastroesophageal reflux disease? Am Surg 1997; **63**: 933-936 (横断)

16) Noordzij JP, Khidr A, Desper E, et al. Correlation of pH probe-measured laryngopharyngeal reflux with symptoms and signs of reflux laryngitis. Laryngoscope 2002; **112**: 2192-2195 (横断)

17) Taghavi SA, Ghasedi M, Saberi-Firoozi M, et al. Symptom association probability and symptom sensitivity index: preferable but still suboptimal predictors of response to high dose omeprazole. Gut 2005; **54**: 1067-1071 (横断)

18) Portale G, Peters J, Hsieh CC, et al. When are reflux episodes symptomatic? Dis Esophagus 2007; **20**: 47-52 (横断)

# BQ 3-5

## PPI テストは GERD の診断に有用か？

### 回答

● PPI テストは GERD と非心臓性胸痛（NCCP）の診断に有用であるが，その他の非定型的症状や食道外症状における有用性は限定的である．

### 解説

PPI テストとは，強力な酸分泌抑制作用を有する PPI を用いて，胸やけなどの酸の GER 症状消失の有無で治療的診断を行うものである．

内視鏡陽性患者または食道 pH モニタリング陽性患者を真の GERD 患者としたプラセボコントロール，二重盲検，多施設でのオメプラゾール 40 mg/日・7 日間投与で行われた試験において，感度は 74％であり[1]，NERD に対してオメプラゾール 40 mg/日・14 日間投与では感度 66％と報告されている[2]．さらに，GERD の非定型的症状を有する患者では，心電図で異常を確認できない非心臓性胸痛（NCCP）患者（オメプラゾール 60 mg/日×1 週間）[3]，喘息患者（オメプラゾール 20〜60 mg/日×4〜12 週間）[4]，咽喉頭症状を有する患者（オメプラゾール 40 mg×6〜24 週間，オメプラゾール 40 mg/日×8 週間）[5,6] などで，PPI テストの有効性が報告されてきた．PPI テストによる GERD 診断のメタアナリシスでは，24 時間食道 pH モニタリングによる GERD の診断をゴールドスタンダードとすると，感度 78％，特異度 54％，また内視鏡による逆流性食道炎をゴールドスタンダードとすると，感度 68％，特異度 46％と報告されている[7]．PPI テストの偽陽性の原因として，他の酸関連疾患（特に，ディスペプシア），プラセボ効果，食道粘膜の酸への感受性亢進などで，PPI により症状が改善することがあげられており，また PPI テストの偽陰性の原因としては，PPI の用量や投与期間の不足などで PPI により症状の十分な改善が得られないためと考えられている[7]．

PPI テストは，内視鏡を用いず非侵襲的，簡便，低コストで GERD の診断が行えることが利点である．しかし，オメプラゾールやランソプラゾールなどの PPI の倍量投与は日本の保険診療では認められていないこと，用量と投与期間は統一されたものはないこと，症状改善の目安とするカットオフ値の決め方によって感度・特異度が変化すること，などが欠点としてあげられる．

一般に，PPI 治療への反応性は，その病態に食道への胃酸逆流が関与しているかが影響しており，逆流性食道炎に比べて NERD で低く[8]，非定型的症状を有する患者では低い[9]．NCCP では PPI の有効性が示されているものの[10]，GERD が証明されている患者（逆流性食道炎または食道内酸逆流）では高いが（56〜85％），GERD が証明されない症例では低い（0〜17％）と報告されている[11]．また，喘息[12]，慢性咳嗽[13]，咽喉頭逆流症[14] に対する PPI の有効性は低いことが報告されている．したがって，PPI テストは GERD や NCCP の診断には有用であるが，その他の非定型的症状や食道外症状における有用性は限定的と考えられる．

なお，現在本邦において，PPI の PPI テストに対する保険適用はない．

第3章 診断

## ▌文献▐

1) Johnsson F, Weywadt L, Solhaug JH, et al. One-week omeprazole treatment in the diagnosis of gastro-oesophageal reflux disease. Scand J Gastroenterol 1998; **33**: 15-20(ランダム)

2) Schenk BE, Kuipers EJ, Klinkenberg-Knol EC, et al. Omeprazole as a diagnostic tool in gastroesophageal reflux disease. Am J Gastroenterol 1997; **92**: 1997-2000(ランダム)

3) Fass R, Fennerty MB, Ofman JJ, et al. The clinical and economic value of a short course of omeprazole in patients with noncardiac chest pain. Gastroenterology 1998; **115**: 42-49(ランダム)

4) Field SK, Sutherland LR. Does medical antireflux therapy improve asthma in asthmatics with gastroe-sophageal reflux?: a critical review of the literature. Chest 1998; **114**: 275-283(メタ)

5) Kamel PL, Hanson D, Kahrilas PJ. Omeprazole for the treatment of posterior laryngitis. Am J Med 1994; **96**: 321-326(横断)

6) Wo JM, Grist WJ, Gussack G, et al. Empiric trial of high-dose omeprazole in patients with posterior laryngitis: a prospective study. Am J Gastroenterol 1997; **92**: 2160-2165(横断)

7) Numans ME, Lau J, de Wit NJ, et al. Short-term treatment with proton-pump inhibitors as a test for gastroesophageal reflux disease: a meta-analysis of diagnostic test characteristics. Ann Intern Med 2004; **140**: 518-527(メタ)

8) Dean BB, Gano AD Jr, Knight K, et al. Effectiveness of proton pump inhibitors in nonerosive reflux disease. Clin Gastroenterol Hepatol 2004; **2**: 656-664(メタ)

9) Dickman R, Boaz M, Aizic S, et al. Comparison of clinical characteristics of patients with gastroesophageal reflux disease who failed proton pump inhibitor therapy versus those who fully responded. J Neurogastroenterol Motil 2011; **17**: 387-394(横断)

10) Cremonini F, Wise J, Moayyedi P, et al. Diagnostic and therapeutic use of proton pump inhibitors in non-cardiac chest pain: a metaanalysis. Am J Gastroenterol 2005; **100**: 1226-1232(メタ)

11) Kahrilas PJ, Hughes N, Howden CW. Response of unexplained chest pain to proton pump inhibigtor treatment in patients with and without objective evidence of gastro-oesophageal reflux disease. Gut 2011; **60**: 1473-1478(メタ)

12) Chan WW, Chiou E, Obstein KL, et al. The efficacy of proton pump inhibitors for the treatment of asthma in adults: a meta-analysis. Arch Intern Med 2011; **171**: 620-629(メタ)

13) Chang AB, Lasserson TJ, Kiljander TO, et al. Systematic review and meta-analysis of randomised controlled trials of gastro-oesophageal reflux interventions for chronic cough associated with gastro-oesophageal reflux. BMJ 2006; **332**: 11-17(メタ)

14) Guo H, Ma H, Wang J. Proton Pump Inhibitor Therapy for the Treatment of Laryngopharyngeal Reflux: A Meta-Analysis of Randomized Controlled Trials. J Clin Gastroenterol 2016; **50**: 295-300(メタ)

# FRQ **3-1**

## P-CAB テストは PPI テストよりも有益か？

### 回答

● P-CAB テストは PPI テストよりも有益である可能性がある.

### 解説

　PPI テストや P-CAB テストは，強力な酸分泌抑制薬を投与し，胸やけなどの臨床症状の推移を評価して，その症状が GERD に起因するものであるか否かを判定する方法である（PPI テストに関しては，BQ 3-5 を参照）．PPI テストは，GERD の治療的診断を，非侵襲的，簡便，低コストで行うものであり，特に内視鏡がすぐに施行できない場合に頻用されている．しかしながら，PPI テストに関するメタアナリシスでは，24 時間食道 pH モニタリングによる GERD の診断をゴールドスタンダードとすると，感度 78％，特異度 54％，また内視鏡による逆流性食道炎をゴールドスタンダードとすると，感度 68％，特異度 46％と報告されており，その診断能には限界があることが報告されている[1]．PPI テストの偽陽性の原因として，他の酸関連疾患（特に，ディスペプシア），プラセボ効果，食道粘膜の酸への感受性亢進などで，PPI により症状が改善することがあげられており，また PPI テストの偽陰性の原因としては，PPI の用量や投与期間の不足などで PPI により症状の十分な改善が得られないためと考えられている[1].

　食道粘膜傷害の重症度は，食道酸曝露時間と相関し，より強力かつ持続的な酸分泌抑制作用を有する薬剤は，逆流性食道炎の高い治癒率をもたらす[2]．また，胃酸分泌抑制の程度は，食道内酸逆流と負の相関があり，逆流性食道炎の治癒率とは正の相関があることが報告されている[3]. したがって，食道内への胃酸逆流が症状の原因であるとすれば，より強力な胃酸分泌抑制薬を用いることにより，症状改善に効果が期待できる.

　P-CAB は従来の PPI と比較して，より早くより強力な酸分泌抑制効果を発揮し[4]，その酸分泌抑制効果は用量依存的に強力となり，投与 7 日目の胃内 pH 4 以上の時間率は，ボノプラザン 10 mg，20 mg，30 mg，40 mg で，63.3％，83.4％，95.2％，100％と報告されている[5]．また，食道内 pH 4 以下の時間比に関しても，PPI をボノプラザン 20 mg に変更することによって良好な食道内酸逆流のコントロールが得られることが報告されている[6~8]．さらに，ボノプラザン 20 mg 抵抗性症例の病態として，症状と関連性のある食道内酸逆流の頻度は，0％（43 例中 0 例）[9] および 6.3％（16 例中 1 例）[10] と，極めてまれであることが知られている．したがって，酸分泌抑制薬として，PPI の代わりに P-CAB を用いれば，理論上 PPI テストの偽陰性の原因である PPI の用量不足に関しては解決できる可能性がある.

　また，酸分泌抑制薬による症状消失の判定基準は非常に重要であるが，PPI テストでは「完全症状消失」や「症状スコア 50％以上改善」などの様々な指標が用いられており，一定のコンセンサスは得られていない[1]．判定基準のカットオフを変えれば，当然異なる結果が得られる．GERD の初期治療として P-CAB を用い，症状の推移を検討した報告が参考になる．中等症以上の胸やけ症状を有する逆流性食道炎患者を対象とし，P-CAB（ボノプラザン）20 mg または PPI（ランソプラゾール 30 mg）を 2 週間投与した RCT では，7 日間連続で症状完全消失を達成した

患者の割合は，投与1日目 P-CAB 31%，PPI 13%，投与7日目 P-CAB 63% vs. PPI 25%であり，P-CAB では PPI と比較して有意に高率であった[11]．

現時点では，GERD の診断能に関して，P-CAB と PPI テストを比較した研究は存在しないが，強力な胃酸分泌抑制効果を持つ P-CAB テストは PPI テストよりも有益である可能性がある．しかしながら，P-CAB の投与量および投与期間，症状の評価方法などについて，今後の検討が待たれる．

なお，現在本邦において，P-CAB および PPI の P-CAB テストや PPI テストに対する保険適用はない．

## 文献

1) Numans ME, Lau J, de Wit NJ, et al. Short-term treatment with proton-pump inhibitors as a test for gastroesophageal reflux disease: a meta-analysis of diagnostic test characteristics. Ann Intern Med 2004; **140**: 518-527（メタ）

2) Hunt RH. Importance of pH control in the management of GERD. Arch Intern Med 1999; **159**: 649-657（メタ）

3) Bell NJ, Burget D, Howden CW, et al. Appropriate acid suppression for the management of gastro-oesophageal reflux disease. Digestion 1992; **51** (Suppl 1): 59-67（メタ）

4) Sakurai Y, Mori Y, Okamoto H, et al. Acid-inhibitory effects of vonoprazan 20mg compared with esomeprazole 20mg or rabeprazole 10mg in healthy adult male subjects: a randomized open-label cross-over study. Aliment Pharmacol Ther 2015; **42**: 719-730（ランダム）

5) Jenkins H, Sakurai Y, Nishimura A, et al. Randomised clinical trial: safety, tolerability, pharmacokinetics and pharmacodynamics of repeated doses of TAK-438 (vonoprazan), a novel potassium-competitive acid blocker, in healthy male subjects. Aliment Pharamcol Ther 2015; **41**: 636-648（ランダム）

6) Iwakiri K, Sakurai Y, Shiino M, et al. A randomized, double-blind study to evaluate the acid-inhibitory effect of vonoprazan (20mg and 40mg) in patients with proton-pump inhibitor-resistant erosive esophagitis. Therap Adv Gastroenterol 2017; **10**: 439-451（ランダム）

7) Yamashita H, Kanamori A, Kano C, et al. The effects of switching to vonoprazan, a novel potassium-competitive acid blocker, on gastric acidity and reflux patterns in patients with erosive esophagitis refractory to proton pump inhibitors. Digestion 2017; **96**: 52-59（コホート）

8) Akiyama J, Hosaka H, Kuribayashi S, et al. Efficacy of vonoprazan, a novel potassium-competitive acid blocker, in patients with proton pump inhibitor-refractory acid reflux. Digestion 2020; **101**: 174-183（コホート）

9) Kawami N, Hoshino S, Hoshikawa Y, et al. Pathogenesis of potassium-competitive acid blocer-resistant non-erosive reflux disease. Digestion 2018; **98**: 194-200（コホート）

10) Masaoka T, Kameyama H, Yamane T, et al. Pathophysiology of potassium-competitive acid blocer-refractory gastroesophageal reflux and the potential of potassium-competitive acid blocker test. J Neurogastroenterol Motil 2018; **24**: 577-583（コホート）

11) Oshima T, Arai E, Taki M, et al. Randomized clinical trial: vonoprazan versus lansoprazole for the initial relief of heartburn in patients with erosive oesophagitis. Aliment Pharmacol Ther 2019: **49**: 140-146（ランダム）

# BQ 3-6

## 逆流性食道炎の内視鏡的重症度分類にロサンゼルス分類は妥当か？

### 回答

● 逆流性食道炎の内視鏡的重症度分類に用いられるロサンゼルス分類の客観性は高く，有用である．

### 解説

　ロサンゼルス分類は，1994 年のロサンゼルスで行われた世界消化器病学会で紹介された逆流性食道炎の内視鏡分類である[1]．ロサンゼルス分類では内視鏡的に観察される明らかな粘膜傷害（mucosal break）の広がりの程度をもって Grade 分類される．粘膜傷害とは「より正常に見える周囲粘膜と明確に区分される白苔ないし発赤を有する領域」と定義される．粘膜傷害の長さが 5 mm 以下の Grade A，5 mm 以上の Grade B，粘膜傷害の融合を認めるが全周の 75％ 以下の Grade C，75％ 以上の Grade D に分類される．読影医間の診断の一致に関しては，一致性の指標となる κ 値が 0.7 前後とおおむね良好であったという報告[2]もあるが，軽症逆流性食道炎においては minimal change との鑑別が問題となり，一致率が低下することが指摘されている[3]．

　Grade 分類は酸の GER の程度[4,5]，治療の反応性[4]，PPI 維持療法中の再発のリスク[6]などとも相関していることが報告されている．それゆえ，ロサンゼルス分類に基づいて適切な治療，経過観察が検討でき有用である．

### 文献

1) Armstrong D, Bennett JR, Blum AL, et al. The endoscopic assessment of esophagitis: a progress report on observer agreement. Gastroenterology 1996; **111**: 85-92（横断）
2) Bytzer P, Havelund T, Hansen JM. Interobserver variation in the endoscopic diagnosis of reflux esophagitis. Scand J Gastroenterol 1993; **28**: 119-125（ケースコントロール）
3) Manabe N, Haruma K, Hoshihara Y, et al. Interobserver agreement on endoscopic diagnosis of low-grade reflux esophagitis, including minimal changes. Esophagus 2012; **9**: 9-16（ケースコントロール）
4) Lundell LR, Dent J, Bennett JR, et al. Endoscopic assessment of oesphagitis: clinical and functional correlates and further validation of the Los Angeles classification. Gut 1999; **45**: 172-180（横断）
5) Ghoshal UC, Chourasia D, Tripathi S, et al. Relationship of severity of gastroesophageal reflux disease with gastric acid secretory profile and esophageal acid exposure during nocturnal acid breakthrough: a study using 24-h dual-channel pH-metry. Scand J Gastroenterol 2008; **43**: 654-661（横断）
6) Fujimoto K, Hongo M. Risk factors for relapse of erosive GERD during long-term maintenance treatment with proton pump inhibitors: a prospective multicenter study in Japan. J Gastroenterol 2010; **45**: 1193-1200（コホート）

第3章　診断

## 内視鏡検査でみられる minimal change はどう取り扱うべきか？

回 答

● 日本では，minimal change を用いたロサンゼルス分類が広く用いられているが，客観的診断，臨床的意義に関しては検討が十分ではない．

解説

　本邦では欧米と比較し軽症逆流性食道炎が多く，また GERD 患者の多くはびらんを認めない NERD であることから，ロサンゼルス分類に色調変化型（Grade M）を採用した改訂ロサンゼルス分類が広く利用されている[1]．しかしながら，Grade M の所見である白濁，発赤の診断に関しては統一した観察基準が確立していない結果，読影医間の診断一致率が低いのが現状である[2]．

　Grade M では Grade N と比較してヘルニアの合併が多く[3]，逆流症状のスコアも高いという報告[4] があることから，Grade M 症例における白濁，発赤は食道内酸曝露の示す存在と考えられている．しかしながら，食道 pH モニタリング検査を用いた検討では，Grade M は Grade N と比較して有意に異常酸逆流が多かったとする報告もあれば[5]，差を認めなかったとする報告もあり[6]，臨床的意義については明らかになっていない．近年，普及してきている食道インピーダンス・pH 検査を用いて，Grade M の病態ならびに GERD 診療における位置づけを明らかにすることが望まれる．

文献

1）　星原芳雄．GERD の診断—内視鏡診断と分類．臨床消化器内科 1996; **11**: 1563-1568
2）　Miwa H, Yokoyama T, Hori K, et al. Interobserver agreement in endoscopic evaluation of reflux esophagitis using a modified Los Angeles classification incorporating grades N and M: a validation study in a cohort of Japanese endoscopists. Dis Esophagitis 2008; **21**: 355-363（横断）
3）　Kusano M, Shirai N, Yamaguchi K, et al. It is possible to classify non-erosive reflux disease (NERD) patients into endoscopically normal groups and minimal change group by subjective symptoms and responsiveness to rabeprazole-a report from a study with Japanese patients. Dig Dis Sci 2008; **53**: 3082-3094（横断）
4）　Tsuboi K, Omura N, Kawada A, et al. Relationship of the frequency scale for symptoms of gastroesophageal reflux disease with endoscopic findings of cardiac sphincter morphology. J Gasroenterol 2008; **43**: 798-802（横断）
5）　Joh T, Miwa H, Higuchi H, et al. Validity of endoscopic classification of nonerosive reflux disease. J Gastroenterol 2007; **42**: 444-449（横断）
6）　Lei WY, Liu TT, Yi CH, et al. Disease characteristics in non-erosive Reflux disease with and without endoscopically minimal change esophagitis: Are they different? Digestion 2012; **85**: 27-32（横断）

# BQ 3-8

## GERD の診断において画像強調観察・拡大内視鏡観察は有用か？

回答

● GERD の診断において画像強調観察・拡大内視鏡観察は有用である．

解説

　GERD の内視鏡診断における問題点として，ロサンゼルス分類 Grade A と Grade M の判断や，びらんがみられない場合には，逆流による変化の有無の判断に苦慮することがあげられる．通常光では視認困難な微小粘膜傷害を，種々の観察法で認識できれば，内視鏡検査によって GER の有無をさらに明確に示すことが可能となる．ここでは，GER による所見の検出率を上昇させるために画像強調観察・拡大内視鏡観察が有用であるかについて解説する．

　NBI（narrow band imaging）は，通常観察で正常粘膜と診断された症例でも粘膜傷害を有意に検出する可能性があり，ロサンゼルス分類 Grade M と診断された患者のうち，NBI 観察をすると 6% で微細な粘膜傷害を認め，Grade A に診断が変わっている[1]．びらん性食道炎/NERD/コントロールの検討においても，NERD 患者では NBI 観察によって有意に微小粘膜，血管変化の検出力が上がり[2,3]，これらの所見に対する検者間一致率は良好であった[1,3]．しかし，一方で NERD に対する感度は病理組織検査のほうがよいとの報告もある[4]．

　組織学的に確認された NERD 患者での検討では，NBI 観察において血管変化，微細なびらん，上皮乳頭内血管ループ（intra-papillary capillary loops：IPCLs）の増加が NERD である特異度が高く，NBI 拡大観察の有用性が示唆される[5]．

　AFI（autofluorescence imaging）では，NERD 患者では下部食道に紫色の縦走する線がみられ，機能性胸やけとの鑑別に有用であったことが報告されている[6]．

　FICE（flexible spectral imaging color enhancement）によっても NERD の微小粘膜変化が捉えられると考えられているが，微小変化と逆流症状に相関が得られていない[7]．また，これまで BLI（blue laser imaging）が食道粘膜傷害の診断精度に影響を与えるかどうかについては検討がなされてない．

　LCI（linked color imaging）と通常光の併用による観察は，通常光単独と比較して有意に Grade M の診断能を改善させたことが報告されている[8]．

　以上，種々の画像強調観察や拡大内視鏡観察は GER の存在を検出することに関して有用であると考えられるが，依然それぞれの検査法の精度は明らかでなく，更なる比較検討が必要である．

文献

1）　Lee YC, Lin JT, Chiu HM, et al. Intraobserver and interobserver consistency for grading esophagitis with narrow-band imaging. Gastrointest Endosc 2007; **66**: 230-236（横断）

2）　Sharma P, Wani S, Bansal A, et al. A feasibility trial of narrow band imaging endoscopy in patients with gastroesophageal reflux disease. Gastroenterology 2007; **133**: 454-464; quiz 674（横断）

第3章　診断

3) Fock KM, Teo EK, Ang TL, et al. The utility of narrow band imaging in improving the endoscopic diagnosis of gastroesophageal reflux disease. Clin Gastroenterol Hepatol 2009; 7: 54-59 (横断)

4) Kasap E, Zeybel M, Asik G, et al. Correlation among standard endoscopy, narrow band imaging, and histopathological findings in the diagnosis of nonerosive reflux disease. J Gastrointestin Liver Dis 2011; 20: 127-130 (横断)

5) Parikh ND, Viana AV, Shah S, et al. Image-enhanced endoscopy is specific for the diagnosis of non-erosive gastroesophageal reflux disease. Scand J Gastroenterol 2018; 53: 260-264 (横断)

6) Luo X, Guo XX, Feng WF, et al. Autofluorecence imaging endoscopy can distinguish non-erosive reflux disease from functional heartburn: A pilot study. World J Gastroenterol 2016; 22: 3845-3851 (ケースシリーズ)

7) Gomes Jr CA, Loução TS, Carpi G, et al. A study on the diagnosis of minimal endoscopic lesions in nonerosive reflux esophagitis using computed virtual chromoendoscopy (FICE). Arq Gastroenterol 2011; 48: 167-170 (横断)

8) Deng P, Min M, Dong T, et al. Linked color imaging improves detection of minimal change esophagitis in non-erosive reflux esophagitis patients. Endosc Int Open 2018; 6: E1177-E1183 (ケースシリーズ)

# BQ 3-9　　　　　　　　　　　　　　　(2) 内視鏡診断

## 薬物治療抵抗性 GERD の鑑別診断は何か？

**回答**

●薬物治療抵抗性 GERD における薬物治療抵抗性の要因として，好酸球性食道炎，食道運動障害，心理的要因，機能性胸やけ，逆流過敏性食道などが指摘されている.

**解説**

　薬物治療抵抗性 GERD 患者に対しては，食道 pH モニタリングや食道インピーダンス・pH 検査(MII-pH)を行うことにより，症状と GER との間に関連があるかどうかを鑑別することができる．PPI を投与していても異常な酸の GER が認められるケースがあり，この原因としては PPI 代謝における遺伝子多型の影響が指摘されている[1]．また，特に PPI 抵抗性の検討は行われていないものの，服薬アドヒアランスや薬剤投与のタイミング，薬剤の相互作用の影響なども システマティックレビューでは指摘されている[2]．さらに，夜間に酸の GER が生じる症例では，PPI 投与中にもかかわらず胃内 pH 4 以下となる時間が 1 時間以上連続して認められる nocturnal acid breakthrough(NAB)の関与も指摘されている[3]．一方で，異常な酸の GER が認められない 症例でも GER と症状との間に関連を認めるケースがあり，その場合，酸以外(弱酸)の GER の 関与や[4]，気体を含む混合逆流や食道上部にまで及ぶ逆流が症状を引き起こしていることが報告されている[5]．また，酸以外(非酸)の GER により症状を呈するケース[6,7]，あるいは食道内ビリルビンモニタリングにより，胆汁と GER との関連も指摘されている[8,9]．また，薬物治療抵抗性 NERD 患者において，PPI に加えて消化管運動機能改善薬を併用することで症状の改善が認められており，胃排出遅延も PPI 抵抗性の要因のひとつと思われる[10]．さらに，好酸球性食道炎，食道運動障害[11]，精神的ストレスによる不安や焦燥感といった心理的要因[12,13]の可能性も指摘されている．一方で，2016 年に改訂された機能性消化管疾患の国際基準である Rome Ⅳ基準[14]では，MII-pH 検査を行い，正常な酸の GER もしくは，弱酸の GER により GERD 症状が誘発される場合は，食道知覚過敏が関与しているものとして，逆流過敏性食道と分類し，正常な酸の GER と症状発現に関連を認めない場合は機能性胸やけと分類しており，薬物抵抗性 GERD の要因である可能性がある.

　なお，現在本邦において，消化管運動機能改善薬の NERD に対する保険適用はない.

**文献**

1) 富永和作，樋口和秀，門内かおり，ほか．難治性 GERD 症例の 24 時間 pH モニタリング，CYP2C19 遺伝子多型からみた各種 PPI の使い分け．胃分泌研究会誌 2002; **34**: 121-125 (ケースシリーズ)
2) Fass R, Shapiro M, Sewell DJ. Systematic review: proton-pump inhibitor failure in gastro-oesophageal reflux disease: where next? Aliment Pharmacol Ther 2005; **22**: 79-94 (メタ)
3) 藤原靖弘，樋口和秀，山森一樹，ほか．難治性 GERD の治療．日本臨牀 2004; **62**: 1510-1515 (横断)
4) Frazzoni M, Conigliaro R, Melotti G. Weakly acidic refluxes have a major role in the pathogenesis of proton pump inhibitor-resistant reflux oesophagitis. Aliment Pharmacol Ther 2011; **33**: 601-606 (ケースシリーズ)

5) Tutuian R, Vela MF, Hill EG, et al. Characteristics of symptomatic reflux episodes on acid suppressive therapy. Am J Gastroenterol 2008; **103**: 1090-1096 (横断)

6) Mainie I, Tutuian R, Shay S, et al. Acid and non-acid reflux in patients with persistent symptoms despite acid suppressive therapy: a multicenter study using combined ambulatory impedance-pH monitoring. Gut 2006; **55**: 1398-1402 (横断)

7) Sharma N, Agrawal A, Freeman J, et al. An analysis of persistent symptoms in acid-suppressed patients undergoing impedance-pH monitoring. Clin Gastroenetrol Hepatol 2008; **6**: 521-524 (横断)

8) Koek GH, Sifrim D, Lerut T, et al. Effect of the GABAB agonist baclofen in patients with symptoms and duodeno-gastro-oesophageal reflux refractory to proton pump inhibitors. Gut 2003; **52**: 1397-1402 (横断)

9) Karamanolis G, Vanuytsel T, Sifrim D, et al. Yield of 24-hour esophageal pH and Bilitec monitoring in patients with persisting symptoms on PPI therapy. Dig Dis Sci 2008; **53**: 2387-2393 (ケースシリーズ)

10) Futagami S, Iwakiri K, Shindo T, et al. The prokinetic effect of mosapride citrate combined with omeprazole therapy improves clinical symptoms and gastric emptying in PPI-resistant NERD patients with delayed gastric emptying. J Gastroenterol 2010; **45**: 413-421 (ケースコントロール)

11) Klinkenberg-Knol EC, Meuwissen SG. Combined gastric and oesphageal 24-hour pH monitoring and oeosphageal manometry in patients with reflux disease, resistant to treatment with omeprazole. Aliment Pharmacol Ther 1990; **4**: 485-495 (ケースシリーズ)

12) Nojlov B, Rubenstein JH, Adlis SA, et al. The influence of co-morbic IBS and psychiological distress on outcomes and quality of life following PPI therapy in patients with gastro-oesophageal reflux disease. Aliment Pharmacol Ther 2008; **27**: 473-482 (横断)

13) Ates F, Vaezi MF. New Approaches to Management of PPI-Refractory Gastroesophageal Reflux Disease. Curr Treat Options Gastroenterol 2014; **12**: 18-33 (横断)

14) Aziz Q, Fass R, Gyawali CP, et al. Esophageal Disorders. Gastroenterology 2016; **150**: 1368-1379 (ガイドライン)

# BQ 3-10

## 24 時間食道 pH モニタリング，食道インピーダンス・pH 検査は GERD 診療に有用か？

### 回答

●24 時間食道 pH モニタリング，食道インピーダンス・pH 検査は GERD 診療に有用である．

### 解説

　GERD は胃酸の食道内逆流によってもたらされる病態であることから，GER の評価は酸曝露時間(pH 4 未満の時間の割合)によって行われてきた．逆流性食道炎患者における食道粘膜傷害の程度は，酸曝露時間と正の相関を示している[1]．食道 pH モニタリングは，GERD 診断には必須ではなく，PPI 抵抗性 GERD 症例において，酸逆流がどれだけ関与しているのかなどの PPI 抵抗性となる因子の評価において有用な検査とされていた．しかしながら，逆流症状が残存する PPI 抵抗性 GERD 患者に対して従来の食道 pH モニタリングを施行しても，PPI 常用量で 69%，PPI 倍量では 96% の患者で異常酸逆流なしと判定される．すなわち，酸以外の逆流の関連が評価できないという弱点があった[2]．

　この弱点を克服したのが食道インピーダンス・pH 検査である．経鼻的に挿入されるプローブには多数電極が配置されており，この電極間を通過する電気抵抗値(インピーダンス)を測定することにより，通過する内容物の性状(液体か気体か，それらの混合か)，また内容物が移動する方向や，どこまで逆流するかを判定することができる．さらに pH の情報を合わせる事により，酸逆流のみならず，pH 4 を切らない逆流，すなわち弱酸逆流も測定することが可能であり，現時点で逆流を捉える最も感度の高い検査法となっている[3]．2013 年には日本でも薬事承認され，臨床の場でも使用可能となっている．

　倍量 PPI 抵抗性 GERD 患者において PPI 投与下で食道インピーダンス・pH 検査を施行した検討では，48% で逆流と症状との関連があり，そのうち 11% で酸逆流と症状の関連があったのに対し，37% で非酸逆流と症状の関連がみられ，一方 52% は逆流と症状の関連がなかったことが報告されている[4]．日本人 PPI 抵抗性 GERD 患者を対象とした病態の報告も集積されつつあり，抵抗性の因子として弱酸逆流，上部食道逆流，気体との混合逆流の関与などがあげられる[5~9]．

　食道インピーダンス・pH 検査により PPI 抵抗例を，酸抑制不良(すなわち酸の GER が多い，真の GERD)，過敏性食道(食道 pH 4 未満時間率が 4% 未満であるが，酸または非酸逆流と症状との関連があるもの)，機能性胸やけ(食道 pH 4 未満時間率が 4% 未満かつ逆流と症状の関連がないもの)に分けることができ，治療方針の決定をするうえでの有用性が報告されている[4,10~12]．

　以上から GERD の診断，PPI 抵抗性の病態の評価において，非酸逆流も捉えることができる食道インピーダンス・pH 検査は最も感度の高い検査法である．

## ▌文献▐

1) Adachi K, Fujishiro H, Katsube T, et al. Predominant nocturnal acid reflux in patients with Los Angeles grade C and D reflux esophagitis.J Gastroenterol Hepatol 2001; **16:** 1191-1196 （ケースシリーズ）

2) Charbel S, Khandwala F, Vaezi MF. The role of esophageal pH monitoring in symptomatic patients on PPI therapy. Am J Gastroenterol 2005; **100:** 283-289 （横断）

3) Sifrim D, Castell D, Dent J, et al. Gastro-oesophageal reflux monitoring: review and consensus report on detection and definitions of acid, non-acid, and gas reflux. Gut 2004; **53:** 1024-1031 （ガイドライン）

4) Mainie I, Tutuian R, Shay S, et al. Acid and non-acid reflux in patients with persistent symptoms despite acid suppressive therapy: a multicenter study using combined ambulatory impedance-pH monitoring. Gut 2006; **55;** 1398-1402 （横断）

5) Iwakiri K, Sano H, Tanaka Y, et al. Characteristics of symptom reflux episodes in patients with non-erosive reflux disease who have a positive symptom index on proton pump inhibitor therapy. Digestion 2010; **82:** 156-161 （ケースシリーズ）

6) Kohata Y, Fujiwara Y, Machida H, et al. Pathogenesis of proton-pump inhibitor-refractory non-erosive reflux disease according to multichannel intraluminal impedance-pH monitoring. J Gastroenterol Hepatol 2012; **27:** 58-62 （ケースシリーズ）

7) Yamashita H, Fukuchi T, Ashida K, et al. Combined pH-impedance monitoring and high-resolution manometry of Japanese patients treated with proton-pump inhibitors for persistent symptoms of non-erosive reflux disease. J Soomth Muscle Res 2012; **48:** 125-135 （ケースシリーズ）

8) Yamashita H, Ashida K, Kawaguchi S, et al. The pathogenesis of persistent non-erosive reflux disease treated with proton-pump inhibitors as measured with the Symptom Index. Esophagus 2015; **12:** 50-56 （ケースシリーズ）

9) Nakagawa K, Koike T, Ijima K, et al. Characteristics of symptomatic reflux episodes in Japanese proton pump inhibitor-refractory non-erosive reflux disease patients. World J Gastroenterol 2015; **21:** 13352-13359 （ケースシリーズ）

10) Drossman DA. Functional gastrointestinal disorders: history, pathophysiology, clinical features and Rome Ⅳ. Gastroenterology 2016; **150:** 1262-1279 （ガイドライン）

11) Savarino E, Zentilin P, Tutuian R, et al. The role of nonacid reflux in NERD: lessons learned from impedance-pH monitoring in 150 patients off therapy, Am J Gastroenterol 2008; **103:** 2685-2693 （横断）

12) Zerbib F, Roman S, Ropert A, et al. Esophageal pH-impedance monitoring and symptom analysis in GERD: a study in patients off and on therapy. Am J Gastroenterol 2006; **101:** 1956-1963 （横断）

# 第4章
# 内科的治療

# GERD 治療の目的（目標）は何か？

回答

● GERD 患者の長期管理の主要目的は，症状のコントロールと QOL の改善に加え，合併症の予防である．酸の GER を防ぐ治療は GERD 患者の QOL を改善する．

解説

## 1. GERD の症状と QOL

内科的治療，外科的治療にかかわらず，GERD 症状のコントロールが成就されれば QOL は改善する[1~8]．症状が消失した場合には低下した QOL は健常者のレベルまで改善する．あるいは健常者のレベル以上にまで QOL の改善がみられることもしばしばある[9]．症状の完全消失は重要であり，1 週間に 1 回以上の症状発現は，QOL に対して悪影響を与えている[9]．薬物療法において症状の消失が効率でかつ速やかな薬剤のほうがより高い QOL の改善が得られる[9]．PPI は $H_2RA$ や消化管運動機能改善薬よりも QOL 改善効果がある[2,6,10~13]．夜間の酸の GER は，睡眠障害，非心臓性胸痛（NCCP）の誘発原因となることがあり，また夜間の胸やけは最も大きな QOL 低下の要因になっている[14]．PPI 投与によって夜間の酸の GER を抑制できた場合，睡眠障害の改善，胸痛消失によって QOL の改善がもたらされる[15,16]．

## 2. GERD の治療と合併症の予防

食道粘膜傷害の治癒および寛解の維持は，GERD の治療ならびに合併症の予防に最も重要である．逆流性食道炎の治癒と維持は，標準量の PPI 投与により 80~90% が可能であり，$H_2RA$ 投与では 40~70% である[17~20]．GERD の合併症としては，貧血，出血，食道狭窄，Barrett 食道さらには食道腺癌の発生があげられる[21]．食道びらんや潰瘍形成の結果として，貧血，出血，食道狭窄が発生する．これらは重症逆流性食道炎に認められる合併症である．逆流性食道炎の重症度は酸曝露時間に相関するため，より強力な酸曝露抑制がより速やかな逆流性食道炎の治癒と合併症の抑制をもたらす[17]．したがって，合併症のある患者では PPI 投与が求められる．最も重篤な合併症は，食道腺癌である．食道腺癌は日本では極めてまれであるが，欧米では過去 20 年間に 2 倍となっており，扁平上皮癌より多くなっている[22]．GERD は腺癌のリスク因子であり，胸やけの期間，重症度，頻度が腺癌の独立リスク因子であるとされている[21]．20 年以上にわたる強度の胸やけ患者は，無症状患者に比べ 43.5 倍の相対危険度がある．従来は GERD 治療によってこのリスクを抑制することはできないとされていたが，近年，高用量 PPI（エソメプラゾール 80 mg/日）は低用量 PPI（エソメプラゾール 20 mg/日（注：本邦では常用量））と比較して腺癌の発生率が低く，またアスピリンの併用は相加的に働くことが報告され，PPI やアスピリンによる腺癌の化学予防の可能性が示唆されている[23]．

なお，現在本邦において，高用量 PPI（エソメプラゾール 80 mg/日）の GERD に対する保険適用はない．

## ▌文献▐

1) Pace F, Negrini C, Wiklund I, et al. Quality of life in acute and maintenance treatment of non-erosive and mild erosive gastro-oesophageal reflux disease. Aliment Pharmacol Ther 2005; **22**: 349-356（ランダム）

2) Ofman JJ. The economic and quality-of-life impact of symptomatic gastroesophageal reflux disease. Am J Gastroenterol 2003; **98**（Suppl）: S8-S14（メタ）

3) Velanovich V. Quality of life and severity of symptoms in gastro-oesophageal reflux disease: a clinical review. Eur J Surg 2000; **166**: 516-525（メタ）

4) Robinson M, Fitzgerald S, Hegedus R, et al. Onset of symptom relief with rabeprazole: a community-based, open-label assessment of patients with erosive oesopagitis. Aliment Pharmacol Ther 2002; **16**: 445-454（コホート）

5) Meineche-Schmidt V, Hauschildt Juhl H, Østergaard JE, et al. Costs and efficacy of three different esomeprazole treatment strategies for long-term management of gastro-oesophageal reflux symptoms in primary care. Aliment Pharmacol Ther 2004; **19**: 907-915（ランダム）

6) Ponce J, Argüello L, Bastida G, et al. On-demand therapy with rabeprazole in nonerosive and erosive gastroesophageal reflux disease in clinical practice: Effectiveness, health-related quality of life, and patient satisfaction. Dig Dis Sci 2004; **49**: 931-936（コホート）

7) Mathias SD, Colwell HH, Miller DP, et al. Health-related quality-of-life and quality-days incrementally gained in symptomatic nonerosive GERD patients treated with lansoprazole or ranitidine. Dig Dis Sci 2001; **46**: 2416-2423（ランダム）

8) Liu JY. Symptoms and treatment burden of gastroesophageal reflux disease. Validating the GERD assessment scales. Arch Intern Med 2004; **164**: 2058-2064（非ランダム）

9) Bytzer P. Goals of therapy and guideline for treatment success in symptomatic gastroesophageal reflux disease patients. Am J Gastroenterol 2003; **98**（Suppl）: S31-S39（メタ）

10) van Zanten SJ, Henderson C, Hughes N. Patient satisfaction with medication for gastroesophageal reflux disease: a systematic review. Can J Gastroenterol 2012; **26**: 196-204（メタ）

11) Hongo M, Kinoshita Y, Miwa H, et al. Characteristics affecting health-related quality of life (HRQOL) in Japanese patients with reflux oesophagitis and the effect of lansoprazole on HRQOL. J Med Econ 2009; **12**: 182-191（コホート）

12) Yoshida S, Nii M, Date M. Effects of omeprazole on symptoms and quality of life in Japanese patients with reflux esophagitis: final results of OMAREE, a large-scale clinical experience investigation. BMC Gastroenterol 2011; **11**: 15-28（非ランダム）

13) Hongo M, Miwa H, Kusano M. Effect of rabeprazole treatment on health-related quality of life and symptoms in patients with reflux esophagitis: a prospective multicenter observational study in Japan. J Gastroenterol 2011; **46**: 297-304（コホート）

14) Nocon M, Labenz J, Jaspersen D, et al. Health-related quality of life in patients with gastro-oesophageal reflux disease under routine care: 5-year follow-up results of the ProGERD study. Aliment Pharmacol Ther 2009; **29**: 662-668（コホート）

15) Talwar V, Wurm P, Bankart MJG, et al. Clinical trial: chest pain caused by presumed gastro-oesophageal reflux in coronary artery disease: controlled study of lansoprazole vs. placebo. Aliment Pharmacol Ther 2010; **32**: 191-199（ランダム）

16) Fass R, Johnson DA, Orr WC, et al. The effect of dexlansoprazole MR on nocturnal heartburn and GERD-related sleep disturbances in patients with symptomatic GERD. Am J Gastroenterol 2011; **106**: 421-431（ランダム）

17) Jones MP. Acid suppression in gastro-oesophageal reflux disease: Why? how? how much and when? Postgrad Med J 2002; **78**: 465-468

18) Richter JE. Long-term management of gastroesophageal reflux disease and its complications. Am J Gastroenterol 1997; **92**（4 Suppl）: 30S-34S; discussion: 34S-35S

19) 関口利和，遠藤光夫，本郷道夫，ほか．H2受容体拮抗剤抵抗性の逆流性食道炎に対するOmeprazoleの臨床評価（第2報）—再発予防効果と安全性の検討．臨床医薬 2000; **16**: 1387-1404（ランダム）

20) 遠藤光夫，関口利和，中村孝司，ほか．H2受容体拮抗剤抵抗性の逆流性食道炎に対するAG-1749の臨床的有用性の検討—第二報　維持効果の検討．臨床成人病 1999; **29**: 959-977（ランダム）

21) Katelaris PH. An evaluation of current GERD therapy: a summary and comparison of effectiveness, adeverse effects and costs of drugs, surgery and endoscopic therapy. Best Prac Res Clin Gastroenterol 2004; **18**（Suppl）: 39-45

22) Jankowski JA, Anderson M. Review article: Management of oesophageal adenocarcinoma- control of acid, bile and inflammation in intervention strategies for Barrett's oasophagus. Aliment Pharmacol Ther 2004; **20**（Suppl 5）: 71-80（メタ）

23) Jankowski JAZ, de Caestecker J, Love SB, et al. Esomeprazole and aspirin in Barrett's oesophagus (AspECT): a randomised factorial trial. Lancet 2018; **392**（10145）: 400-408（ランダム）

第4章　内科的治療

# 生活習慣の改善・変更は GERD の治療に有用か？

### 回答

● 生活習慣の改善・変更は GERD の治療に有効であり，薬物治療とともに生活指導を適宜行うべきである．

### 解説

　GERD の病態には，生活習慣よる影響が少なくなく，治療に際しては，薬物治療とともに生活指導を適宜行うべきである．生活習慣と GERD に関しては，欧米からいくつかのシステマティックレビューでまとめられており[1~3]，本邦からも GERD 患者に対する生活指導の有用性が報告されている[4]．このなかで，RCT で，生活習慣の改善，変更(intervention)に関して有効性が示されているものは，肥満者に対する減量，喫煙者に対する禁煙，夜間症状発現者に対する遅い夕食の回避，就寝時の頭位挙上である[3]．

　減量に関しては，肥満者において，食餌療法，運動療法，行動療法，減量手術で減量を達成すると，食道内酸逆流と逆流症状が減少することが示されている．減量に伴う内臓脂肪の減少により，胸腔・腹腔間の圧格差が減少し，胃・食道逆流が減少すると考えられる．

　喫煙は，LES を弛緩させ，逆流を誘発することが知られており，喫煙者では，禁煙することで，逆流症状が減少することが示されている．ただし，非肥満者の喫煙者おける禁煙は逆流を減少させる効果があるが，肥満の喫煙者では，禁煙による逆流減少効果は弱く，減量がより重要とされている[5]．

　夕食の時間に関しては，早い夕食(就寝前 6 時間)と遅い夕食(就寝前 2 時間)でのランダム化比較がなされ，遅い夕食では，就寝中の酸逆流が有意に多いと報告されている[6]．本邦からの報告でも，就寝前 3 時間以内に夕食をとることは，4 時間以上開ける場合に比べ GERD の危険因子であることが示されている[7]．また，ランダム化クロスオーバー試験で，就寝中の頭位挙上(10 インチ＝25 cm の挙上)も就寝中の酸逆流を抑制することが示されている[8]．よって，夜間の逆流症状を訴える患者には，遅い夕食の回避，就寝時の頭位挙上が有効である．

　その他，患者によっては，脂肪食，甘食，柑橘系果物摂取によって，胸やけ症状が誘発されることが知られており，該当する食品があれば，それを控える指導も有効である．

### 文献

1) Kaltenbach T, Crockett S, Gerson LB. Are lifestyle measures effective in patients with gastroesophageal reflux disease? An evidence-based approach. Arch Intern Med 2006; **166**: 965-971（メタ）
2) De Groot NL, Burgerhart JS, Van De Meeberg PC, et al. Systematic review: the effects of conservative and surgical treatment for obesity on gastro-oesophageal reflux disease. Aliment Pharmacol Ther 2009; **30**: 1091-1102（メタ）
3) Ness-Jensen E, Hveem K, El-Serag H, et al. Lifestyle Intervention in Gastroesophageal Reflux Disease. Clin Gastroenterol Hepatol 2016; **14**: 175-182（メタ）
4) Kinoshita Y, Ashida K, Miwa H, et al. The impact of lifestyle modification on the health-related quality of life of patients with reflux esophagitis receiving treatment with a proton pump inhibitor. Am J Gastroenterol 2009; **104**: 1106-1111（横断）

5) Ness-Jensen E, Lindam A, Lagergren J, et al. Tobacco smoking cessation and improved gastroesophageal reflux: a prospective population-based cohort study: the HUNT study. Am J Gastroenterol 2014; **109**: 171-177（ランダム）
6) Piesman M, Hwang I, Maydonovitch C, et al. Nocturnal reflux episodes following the administration of a standardized meal. Does timing matter? Am J Gastroenterol 2007; **102**: 2128-2134（ランダム）
7) Fujiwara Y, Machida A, Watanabe Y, et al. Association between dinner-to-bed time and gastro-esophageal reflux disease. Am J Gastroenterol 2005; **100**: 2633-2636（ケースコントロール）
8) Hamilton JW, Boisen RJ, Yamamoto DT, et al. Sleeping on a wedge diminishes exposure of the esophagus to refluxed acid. Dig Dis Sci 1988; **33**: 518-522（ランダム）

第4章　内科的治療

# 酸分泌抑制薬は GERD の治療に有用か？

回答

● 逆流性食道炎の治癒速度および症状消失の速さは，薬剤の酸分泌抑制力に依存することから，その治療には強力な酸分泌抑制薬の使用が有用である．また，NERD の治療にも酸分泌抑制が有用であるが，酸分泌抑制力と効果との関連は一致しない．

解説

### 1. 逆流性食道炎に対する酸分泌抑制薬の有用性

逆流性食道炎の重症度は，食道の酸曝露時間ならびに逆流胃内容物の pH に相関する[1]．また，酸曝露時間は，粘膜傷害の程度および症状の重症度に相関している[2~6]．したがって，より強力かつ持続的な酸分泌抑制作用を有する薬剤は，より早期の症状消失とより高い治癒率をもたらす[1,7,8]．逆流性食道炎の患者において，これまで多くの検討で PPI は H$_2$RA よりも高い治癒率[1,7~9]と早期の症状寛解をもたらすことが示されている[1,7,8,10]．メタアナリシスの 12 週治癒率は，プラセボ 28%，スクラルファート 39%，H$_2$RA 52%，PPI 84% である[11]．胸やけの 12 週寛解率は，H$_2$RA 48%，PPI 77% である[11]．逆流性食道炎の軽症例[12]，重症例[13]をそれぞれ対象にした比較試験において，H$_2$RA 倍量投与より標準量の PPI のほうが優れていたなどのエビデンスから PPI は逆流性食道炎の第一選択薬として推奨されてきた．一方で PPI は酸性環境下で不安定であること，十分な効果を発揮するまでに数日かかるなどの欠点があり，重症逆流性食道炎の 3~4 割で治癒が得られないとされている．2015 年に使用可能となった P-CAB は酸に安定し，投与当日から十分な酸分泌抑制効果を示す[14]．第 III 相試験において逆流性食道炎に対する初期治療および維持療法は PPI と非劣勢であることが示された[15,16]．また，維持療法の治療効果を検討した 23 の RCT のネットワークメタアナリシスによるシステマティックレビューでは P-CAB による維持療法は PPI よりも優れた治療効果があることが示されている[17]．PPI 抵抗性逆流性食道炎においても P-CAB では 87.5% の粘膜治癒が得られたと報告されており[18]，酸分泌をより強力に抑制することによって逆流性食道炎の治癒率が向上することが示されている．

なお，現在本邦において，スクラルファートの逆流性食道炎に対する保険適用はない．

### 2. NERD に対する酸分泌抑制薬の有用性

NERD を対象とした 9 試験のメタアナリシスによると，PPI はプラセボより 35%，H$_2$RA より 20%，それぞれ高い胸やけ消失率が得られている[19]．酸曝露時間が逆流性食道炎より短く，約半数の患者において酸曝露時間が正常範囲内にある NERD 患者[3]でも酸分泌をより強力に抑制することはより高い症状消失をもたらす[20~25]．ただし，症状消失率は，逆流性食道炎患者に比べて NERD 患者のほうが治療 4 週目では約 20% 低い[26]．一方，標準量の PPI 投与で症状消失しない NERD 患者に高用量の PPI を投与しても更なる改善は認められていない[21,22]．また，P-CAB は NERD に対して有効性が示されていない[27]．NERD には，様々な病態が包括されており[28]，

この病態の相違が治療効果の差になっていると考えられる．特に酸以外の GER による胸やけ出現例や GER が症状発現に関与しない機能性胸やけ患者が NERD と診断される例のなかに包括されているために NERD における PPI 治療による症状消失率が逆流性食道炎より低い原因になっていると考えられる．

なお，現在本邦において，H₂RA，P-CAB の NERD に対する保険適用はない．

## ▌文献▌

1) Hunt RH. Importance of pH control in the management of GERD. Arch intern Med 1999; **159**: 649-657（メタ）

2) Pujol A, Grande L, Ros E, et al. Utility of inpatient 24-hour intraesophageal pH monitoring in diagnosis of gastroesophageal reflux. Dig Dis Sci 1988; **33**: 1134-1140（ケースコントロール）

3) Masclee AAM, de Best ACAM, de Graaf R, et al. Ambulatory 24-hour pH-metry in the diagnosis of gastroesophageal reflux disease: determination of criteria and relation to endoscopy. Scand J Gastroenterol 1990; **25**: 225-230（ケースコントロール）

4) Kasapidis P, Xynos E, Mantides A, et al. Differences in manometry and 24-H ambulatory ph-merty between patients with and without endoscopic or histological esophagitis in gastroesophageal reflux disease. Am J Gastroenterol 1993; **88:** 1893-1899（ケースコントロール）

5) Johansson KE, Ask P, Boeryd B, et al. Oesophagitis, signs of reflux, and gastric acid secretion in patients with symptoms of gastro-oesophageal reflux disease. Scand J Gastroenterol 1986; **21**: 837-847（横断）

6) Saraswat VA, Dhiman RK, Mishra A, et al. Correlation of 24-hr esophageal pH patterns with clinical features and endoscopy in gastroesophageal reflux disease. Dig Dis Sci 1994; **39**: 199-205（ケースコントロール）

7) Khan M, Santana J, Donnellan C, et al. Medical treatments in the short term management of reflux oesophgitis (review). Cochrane Databese Syst Rev 2007; **2**: CD003244（メタ）

8) Hunt RH. The relationship between the control of pH and healing and symptom relief in gastro-oesophageal reflux disease. Aliment Pharmacol Ther 1995; **9** (Suppl 1): 3-7（メタ）

9) Soga T, Matsuura M, Kodama Y, et al. Is a proton pump inhibitor necessary for the treatment of lower-grade reflux esophagitis? J Gastroenterol 1999; **34**: 435-440（非ランダム）

10) van Pinxteren B, Numans ME, Lau J, et al. Short-term treatment of gastroesophageal reflux disease: a systematic review and meta-analysis of the effect of acid-suppressant drugs in empirical treatment and in endoscopy-negative patients. J Gen Intern Med 2003; **18**: 755-763（メタ）

11) Chiba N, de Gara CJ, Wilkinson JM, et al. Speed of healing and symptom relief in grade II to IV gastro-esophageal reflux disease: a meta-analysis. Gastroenterology 1997; **112**: 1798-1810（メタ）

12) Festen HP, Schenk E, Tan G, et al. Omeprazole versus high-dose ranitidine in mild gastroesophageal reflux disease: short and long-term treatment. Am J Gastroenterol 1999; **94**: 931-936（ランダム）

13) Jansen JBMJ, van Oene JC. Standard- dose lansoprazole is more effective than high-dose ranitidine in achieving endoscopic healing and symptom relief in patients with moderately severe reflux oesophagitis. Aliment Pharmacol Ther 1999; **13**: 1611-1620（ランダム）

14) Sakurai Y, Mori Y, Okamoto H, et al. Acid-inhibitory effects of vonoprazan 20 mg compared with esomeprazole 20 mg or rabeprazole 10 mg in healthy adult male subjects--a randomised open-label cross-over study. Aliment Pharmacol Ther 2015; **42**: 719-730（ランダム）

15) Ashida K, Sakurai Y, Hori T, et al. Randomised clinical trial: vonoprazan, a novel potassium-competitive acid blocker, vs. lansoprazole for the healing of erosive oesophagitis. Aliment Pharmacol Ther 2016; **43**: 240-251（ランダム）

16) Ashida K, Iwakiri K, Hiramatsu N, et al. Maintenance for healed erosive esophagitis: Phase III comparison of vonoprazan with lansoprazole. World J Gastroenterol 2018; **24**: 1550-1561（ランダム）

17) Miwa H, Igarashi A, Teng L, et al. Systematic review with network meta-analysis: indirect comparison of the efficacy of vonoprazan and proton-pump inhibitors for maintenance treatment of gastroesophageal reflux disease. J Gastroenterol 2019; **54**: 718-729（メタ）

18) Hoshino S, Kawami N, Takenouchi N, et al. Efficacy of Vonoprazan for Proton Pump Inhibitor-Resistant Reflux Esophagitis. Digestion 2017; **95**: 156-161（ケースシリーズ）

19) van Pinxteren B, Numans ME, Bonis PA, et al. Short-term treatment with proton pump inhibitors, H2-receptor antagonists and prokinetics for gastro-oesophageal reflux disease-like symptoms and endoscopy negative reflux disease (review). Cochrane Databese Syst Rev 2013; **3**: CD002095（メタ）

20) Miner P, Orr W, Filippone J, et al. Rabeprazole in nonerosive gastroesophageal reflux disease: a random-

ized placebo-controlled trial. Am J Gastroenterol 2002; **97**: 1332-1339（ランダム）

21）Armstrong D, Talley NJ, Lauritsen K, et al. The role of acid suppression in patients with endoscopy-negative reflux disease: the effect of treatment with esomeprazole or omeprazole. Aliment Pharmacol Ther 2004; **20**: 413-421（ランダム）

22）Damiano A, Siddique R, Xu X, et al. Reductions in symptom distress reported by patients with moderately severe, nonerosive gastroesophageal reflux disease treated with rabeprazole. Dig Dis Sci 2003; **48**: 657-662（ランダム）

23）本郷道夫，星原芳雄．ランソプラゾール（AG-1749）15mg および 30mg の非びらん性胃食道逆流症（NERD）に対する第 Ⅲ 相臨床試験—多施設共同二重盲検プラセボ対照群間比較試験．薬理と治療 2008; **36**: 655-671（ランダム）

24）Uemura N, Inokuchi H, Serizawa H, et al. Efficacy and safety of omeprazole in Japanese patients with nonerosive reflux disease. J Gastroenterol 2008; **43**: 670-678（ランダム）

25）Kinoshita Y, Ashida K, Hongo M; The Japan Rabeprazole Study Group for NERD. Randomised clinical trial: a multicentre, double-blind, placebo-controlled study on the efficacy and safety of rabeprazole 5 mg or 10 mg once daily in patients with non-erosive reflux disease. Aliment Pharmacol Ther 2011; **33**: 213-224（ランダム）

26）Tack J, Fass R. Review article: approaches to endoscopic-negative reflux disease: part of the GERD spectrum of a unique acid-related disorder? Aliment Pharmacol Ther 2004; **19** (Suppl 1): 28-34（メタ）

27）Kinoshita Y, Sakurai Y, Shiino M, et al. Evaluation of the Efficacy and Safety of Vonoprazan in Patients with Nonerosive Gastroesophageal Reflux Disease: A Phase III, Randomized, Double-Blind, Placebo-Controlled, Multicenter Study. Curr Ther Res Clin Exp 2016; **81-82**: 1-7（ランダム）

28）Aziz Q, Fass R, Gyawali CP, et al. Esophageal Disorders. Gastroenterology 2016; **150**: 1368-1379（ガイドライン）

# BQ 4-4

## アルギン酸塩，制酸薬は GERD の治療に有用か？

### 回答

●アルギン酸塩，制酸薬は GERD の一時的症状改善に効果がある．

### 解説

アルギン酸塩は，酸の GER を有意に抑制することが証明されており[1~3]，また症状改善効果も認められている[4~8]．ただし，1 日 4 回あるいはそれ以上の投与が必要であり，重症例には適していない[6]．制酸薬の連続投与試験での内視鏡的治癒率は，プラセボと有意な差はないと指摘されているが[9,10]，自覚症状においてはプラセボより改善が認められ，その有用性が証明されている[4,8,11]．ただし，制酸薬は酸中和薬であり作用発現は速やかであるが，大量投与されても約 30 分で胃排出されるためのちに分泌される胃液への制酸効果は期待できない[5]．したがって，連続投与試験では 1 日 7 回投与が行われている[9,10]．症状発現が頻回で，QOL に支障をきたしている中等症や重症の GERD 患者では制酸薬のみによる治療は現実的ではないが，本邦から NERD 患者における PPI 治療に対するアルギン酸塩の上乗せ効果が報告されている[12]．

なお，近年，食後に出現する胃内の食事層の上方に出現する酸の層である"acid pocket"が食後の酸逆流の供給源として注目されているが[13,14]，この"acid pocket"を治療のターゲットにする場合のアルギン酸塩/制酸薬の有用性が報告されている[3]．

### 文献

1) Castell DO, Dalton CB, Becker D, et al. Alginic acid decreases postprandial upright gastroesophageal reflux: comparison with equal-strength antacid. Dig Dis Sci 1992; **37**: 589-593 (ランダム)
2) Buts JP, Barudi C, Otte JB. Double-blind controlled study on the efficacy of sodium alginate (Gaviscon) in reducing gastroesophageal reflux assessed by 24h continuous pH monitoring in infants and children. Eur J Pediatr 1987; **146**: 156-158 (ランダム)
3) Kwiatek MA, Roman S, Fareeduddin A, et al. An alginate-antacid formulation (Gaviscon Double Action Liquid) can eliminate or displace the postprandial 'acid pocket' in symptomatic GERD patients. Aliment Pharmacol Ther 2011; **34**: 59-66 (横断)
4) TranT, Lowry AM, El-Serag HB. Meta-analysis: the efficacy of over-the-counter gastro-oesophageal reflux disease therapies. Aliment Pharmacol Ther 2006; **25**: 143-153 (メタ)
5) Mandel KG, Daggy BP, Brodie DA, et al. Review article: alginate-raft formulations in the treatment of heartburn and acid reflux. Aliment Pharmacol Ther 2000; **14**: 669-690 (メタ)
6) Poynard T, Vernisse B, Agostini H. Randomized, multicentre comparison of sodium alginate and cisapride in the symptomatic treatment of uncomplicated gastroesophageal reflux. Aliment Pharmacol Ther 1998; **12**: 159-165 (ランダム)
7) Pouchain D, Bigard M-A, Liard F, et al. Gaviscon® vs. omeprazole in symptomatic treatment of **moderate** gastroesophageal reflux: a direct comparative randomised trial. BMC Gastroenterol 2012; 12: 18-26 (ランダム)
8) Leiman DA, Riff BP, Morgan S, et al. Alginate therapy is effective treatment for GERD symptoms: a systematic review and meta-analysis. Dis Esophagus 2017; **30**: 1-9 (メタ)
9) Graham DY, Patterson DJ. Double-blind comparison of liquid antacid and placebo in the treatment of symptomatic reflux esophagitis. Dig Dis Sci 1983; **28**: 559-563 (ランダム)
10) Grove O, Bekker C, Jeppe-Hansen MG, et al. Ranitidine and high-dose antacid in reflux oesophagitis: a randomized, placebo-controlled trial. Scand J Gastroenterol 1985; **20**: 457-461 (ランダム)

第4章 内科的治療

11) Weberg R, Berstad A. Symptomatic effect of a low-dose antacid regimen in reflux oesophagitis. Scand J Gastroenterol 1989; **24**: 401-406 (ランダム)

12) Manabe M, Haruma K, Ito M, et al. Efficacy of adding sodium alginate to omeprazole in patients with nonerosive reflux disease: a randomized clinical trial. Dis Esophagus 2012; **25**: 373-380 (ランダム)

13) Fletcher J, Wirz A, Young J, et al. Unbuffered highly acidic gastric juice exists at the gastroesophageal junction after a meal. Gastroenterology 2001; **121**: 775-783 (横断)

14) Kahrilas PJ, McColl K, Fox M, et al. The acid pocket: a target for treatment in reflux disease? Am J Gastroenterol 2013; **108**: 1058-1064 (メタ)

## 消化管運動機能改善薬，漢方薬など酸分泌抑制薬との併用で上乗せ効果が期待できる薬剤はあるか？

**回 答**

● 消化管運動機能改善薬，漢方薬などは単独療法の有用性を支持するエビデンスはないが，PPI との併用により症状改善効果が得られる.

**解説**

　消化管運動機能改善薬，漢方薬の単独療法を推奨するエビデンスはない[1,2]. NERD に対する臨床試験において，モサプリド単独では有意な効果はないが PPI との併用による上乗せ効果が認められている[3]. PPI 抵抗性 GERD を対象とした試験において，六君子湯[4]，半夏瀉心湯[5]，アコチアミド[6] と PPI の併用は PPI 倍量投与と同等の効果が認められており，PPI 単独療法で効果不十分な場合にはこれらの薬剤を併用してみる意義はある. PPI に六君子湯を併用したプラセボ対照比較試験では，六君子湯群とプラセボ群間で症状改善に有意差を認めなかった. しかしながら，サブ解析では女性，低 BMI 患者，高齢者で症状や QOL の改善を認めたことから，一部の患者では効果が期待される可能性がある[7]. 同様に PPI・P-CAB 抵抗性 GERD を対象としてプラセボ対照比較試験ではアコチアミド併用群とプラセボ群で症状改善に有意差は認めなかったが，NERD 患者ではアコチアミド併用群で有意に症状の改善を認め，食道インピーダンス・pH 検査の評価でも逆流パラメーターの改善を認めた[8]. 以上より PPI と消化管運動機能改善薬や漢方薬の併用は一部の患者で症状の改善効果が得られる.

　なお，現在本邦において，消化管運動機能改善薬や漢方薬の逆流性食道炎および NERD に対する保険適用はない.

**文献**

1) Khan M, Santana J, Donnellan C, et al. Medical treatments in the short term management of reflux oesophagitis (review). Cochrane Databese Syst Rev 2007; **2**: CD003244（メタ）

2) van Pinxteren B, Numans ME, Bonis PA, et al. Short-term treatment with proton pump inhibitors, H2-receptor antagonists and prokinetics for gastro-oesophageal reflux disease-like symptoms and endoscopy negative reflux disease (review). Cochrane Databese Syst Rev 2006; **3**: CD002095（メタ）

3) Miwa H, Inoue K, Ashida K, et al; Japan TREND study group. Randomised clinical trial: efficacy of the addition of a prokinetic, mosapride citrate, to omeprazole in the treatment of patients with non-erosive reflux disease: a double- blind, placebo-controlled study. Aliment Pharmacol Ther 2011; **33**: 323-332（ランダム）

4) Tominaga K, Iwakiri R, Fujimoto K, et al. Rikkunshito improves symptoms in PPI-refractory GERD patients: a prospective, randomized, multicenter trial in Japan. J Gastroenterol 2012; **47**: 284-292（ランダム）

5) Takeuchi T, Hongo H, Kimura T, et al. Efficacy and safety of hangeshashinto for treatment of GERD refractory to proton pump inhibitors: Usual dose proton pump inhibitors plus hangeshashinto versus double-dose proton pump inhibitors: randomized, multicenter open label exploratory study. J Gastroenterol 2019; **54**: 972-983（ランダム）

6) Takeuchi T, Takahashi Y, Kawaguchi S, et al. Therapy of gastroesophageal reflux disease and functional dyspepsia overlaps with symptoms after usual-dose proton pump inhibitor: Acotiamide plus usual-dose

第4章 内科的治療

proton pump inhibitor versus double-dose proton pump inhibitor. J Gastroenterol Hepatol 2018; **33**: 623-630（ランダム）

7) Tominaga K, Kato M, Takeda H, et al. A randomized, placebo-controlled, double-blind clinical trial of rikkunshito for patients with non-erosive reflux disease refractory to proton-pump inhibitor: the G-PRIDE study. J Gastroenterol 2014; **49**: 1392-1405（ランダム）

8) Yamashita H, Okada A, Naora K, et al. Adding acotiamide to gastric acid inhibitors is effective for treating refractory symptoms in patients with non-erosive reflux disease. Dig Dis Sci 2019; **64**: 823-831（ランダム）

# CQ 4-1

## 軽症逆流性食道炎の初期治療として，PPI と P-CAB のどちらを推奨するか？

**推奨**

- 軽症逆流性食道炎の初期治療において PPI と P-CAB はいずれも内視鏡的食道粘膜傷害の治癒をもたらし，軽症逆流性食道炎の第一選択薬として使用することを推奨する.

**【推奨の強さ：強（合意率：100％），エビデンスレベル：B】**

**解説**

　軽症逆流性食道炎は，内視鏡的重症度分類であるロサンゼルス分類における Grade A と Grade B に相当する．前版では，その初期治療で推奨される第一選択薬は PPI であったが，前版発刊以後に実臨床で使用可能となった P-CAB が新たな治療選択肢となった．初期治療として 8 週間以内と定義し，軽症逆流性食道炎の治療において従来型 PPI と P-CAB いずれが推奨されるかについて定型的システマティックレビューを行った．なお，今回の検討では国内で使用可能な従来型 PPI と P-CAB（ボノプラザン）に関する研究論文を対象とし，その対象論文数に限りがあることから，設定可能なアウトカムは内視鏡的粘膜治癒のみであった．

　内視鏡的な粘膜治癒をアウトカムとしたメタアナリシスでは，対象論文のなかから内視鏡的に軽症逆流性食道炎と判断ができる研究論文を抽出して行った．従来型 PPI と P-CAB とを比較した二重盲検 RCT のなかで，軽症逆流性食道炎かつ治療開始 8 週間以内の条件で抽出可能な論文は，国内から出されたボノプラザン 20 mg/日とランソプラゾール 30 mg/日を比較した 2 論文のみであった[1,2]．一方，検索期間外で海外から同様にボノプラザンとランソプラゾールとを比較した 1 件の RCT を認めており[3]，この 3 件の RCT に対して，定型的システマティックレビューを行った．その結果，ランソプラゾール 30 mg/日と比較したボノプラザン 20 mg/日の非治癒リスク比は，4 週間後（95％CI 1.46［0.65〜1.83］），8 週間後（95％CI 1.13［0.50〜2.58］）と粘膜非治癒の程度に有意差は認めなかった（図 1，図 2）．また，国内から出された 2 論文に限定した場合も，4 週間後（95％CI 2.76［0.91〜8.39］），8 週間後（95％CI 1.69［0.47〜6.11］）と非治癒リスク比に有意差は認めなかった（図 3，図 4）．さらに，ボノプラザン 20 mg/日 4 週間投与は 8 週間投与と比較して非治癒リスク比は有意に高値（95％CI 2.20［1.13〜4.29］）であったが（図 5），国内の 2 報に限定すると有意差は認めなかった（95％CI 1.92［0.73〜5.05］）（図 6）．

　逆流性食道炎における従来型 PPI と P-CAB の症状改善効果および有害事象（treatment-emergent adverse event：TEAE）について，検索範囲で軽症逆流性食道炎のみのデータを抽出できる研究論文は存在せず，今回メタアナリシスのアウトカムとして設定することができなかった．重症逆流性食道炎を含むすべての逆流性食道炎患者を対象とした研究論文においては，初期治療開始後 8 週間までにおける有害事象は，PPI と P-CAB で有意差は認めていない[1~4]．一方，二重盲検 RCT にてボノプラザン 20 mg/日とランソプラゾール 30 mg/日の症状改善効果を比較した研究が報告されている．ボノプラザン群とランソプラゾール群で各 16 例の逆流性食道炎患者

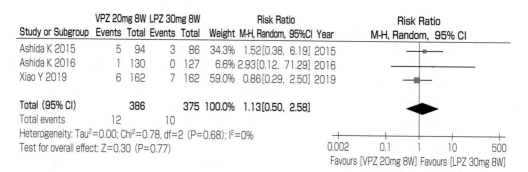

図1 ボノプラザン 20mg/日 4 週間投与とランソプラゾール 30mg/日 4 週間投与との逆流性
食道炎非治癒率の比較

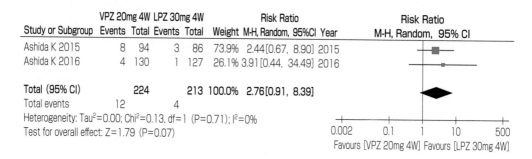

図2 ボノプラザン 20mg/日 8 週間投与とランソプラゾール 30mg/日 8 週間投与との逆流性
食道炎非治癒率の比較

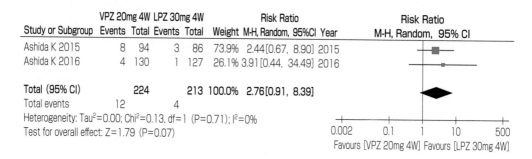

図3 ボノプラザン 20mg/日 4 週間投与とランソプラゾール 30mg/日 4 週間投与との逆流性
食道炎非治癒率の比較（国内報告）

が登録された．ランソプラゾール群では 16 例すべてが軽症逆流性食道炎患者であったのに対し，
ボノプラザン群の 16 例のうち 2 例は重症逆流性食道炎であった．ボノプラザン群が重症例を含
んでいたにもかかわらず，ランソプラゾール群と比較して，有意に治療後より早期に胸やけ症
状の改善を認めたと報告されている[4]．またこれまでに，ランソプラゾール以外の PPI を対象と
した二重盲検 RCT は存在せず，軽症逆流性食道炎の症状改善効果について，従来型 PPI と P-

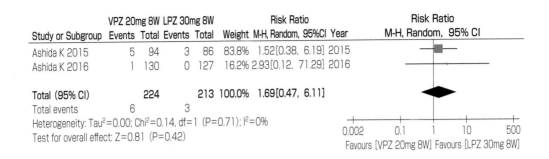

図4 ボノプラザン 20mg/日 8 週間投与とランソプラゾール 30mg/日 8 週間投与との逆流性
食道炎非治癒率の比較（国内報告）

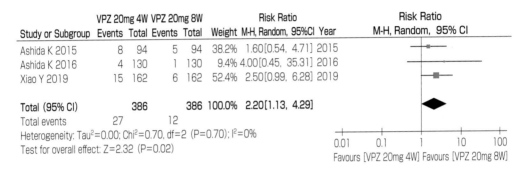

図5 ボノプラザン 20mg/日 4 週間投与とボノプラザン 20mg/日 8 週間投与との逆流性食道
炎非治癒率の比較

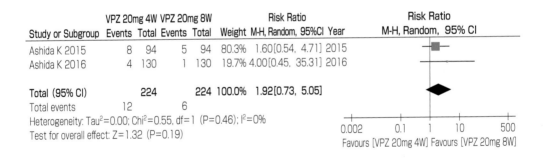

図6 ボノプラザン 20mg/日 4 週間投与とボノプラザン 20mg/日 8 週間投与との逆流性食道
炎非治癒率の比較（国内報告）

CAB のいずれがより有効であるかを明確に示すエビデンスは蓄積されていない.

■ 文献 ■

1） Ashida K, Sakurai Y, Nishimura A, et al. Randomised clinical trial: a dose-ranging study of vonoprazan, a novel potassium-competitive acid blocker, vs. lansoprazole for the treatment of erosive oesophagitis. Aliment Pharmacol Ther 2015; **42**: 685-695（ランダム）

2) Ashida K, Sakurai Y, Hori T, et al. Randomised clinical trial: vonoprazan, a novel potassium-competitive acid blocker, vs. lansoprazole for the healing of erosive oesophagitis. Aliment Pharmacol Ther 2016; **43**: 240-251（ランダム）

3) Xiao Y, Zhang S, Dai N, et al. Phase III, randomized, double-blind, multicentre study to evaluate the efficacy and safety of vonoprazan compared with lansoprazole in Asian patients with erosive oesophagitis. Gut 2020; **69**: 224-230（ランダム）［検索期間外文献］

4) Oshima T, Arai E, Taki M, et al. Randomised clinical trial: vonoprazan versus lansoprazole for the initial relief of heartburn in patients with erosive oesophagitis. Aliment Pharmacol Ther 2019; **49**: 140-146（ランダム）

# 重症逆流性食道炎の初期治療として，PPI と P-CAB のどちらを推奨するか？

**推 奨**

● 重症逆流性食道炎の初期治療として，ボノプラザン 20 mg/日を 4 週間投与することを提案する.

**【推奨の強さ：弱（合意率：100%），エビデンスレベル：C】**

## 解説

　「重症逆流性食道炎の初期治療として，PPI と P-CAB のどちらを推奨するか？」という CQ に対して，逆流性食道炎，ボノプラザン，プロトンポンプ阻害薬というキーワードで文献検索を行ったところ，PubMed：165 件，Cochrane：15 件，医中誌：207 件が検出された. また，近年発表されたネットワークアナリシスと費用対効果を検討した 2 件の文献を追加した. 一次スクリーニングでは，9 件の文献が選択されたが，1 件はメタアナリシスのプロトコール論文であり，除外された. 8 件の文献が二次スクリーニングの対象となったが，軽症逆流性食道炎と重症逆流性食道炎を分けてデータを示した文献は 2 件のみであった[1,2]. 一方，検索期間外に 1 件の RCT が発表されており[3]，この 1 件を追加した計 3 件の RCT に対して定性的システマティックレビューを行った. なお，いずれの RCT もアウトカムは逆流性食道炎治癒率となっており，逆流性食道炎の非治癒率をアウトカムとしてメタアナリシスを行った.

　ボノプラザン 20 mg/日とランソプラゾール 30 mg/日を比較したメタアナリシスでは，ランソプラゾール 30 mg/日に対するボノプラザン 20 mg/日の非治癒リスク比および 95%CI は，4 週間後では 0.33（0.08〜1.34）（図 1），8 週間後では 0.25（0.03〜1.98）（図 2）であり，いずれも有意差はみられなかった. しかし，国内からの報告と海外からの報告では結果に差がみられることから，国内からの報告に限定してメタアナリシスを行うと，ランソプラゾール 30 mg/日に対す

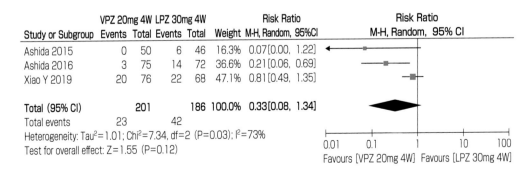

図 1　ボノプラザン 20mg/日 4 週間投与とランソプラゾール 30mg/日 4 週間投与との逆流性食道炎非治癒率の比較

第 4 章　内科的治療

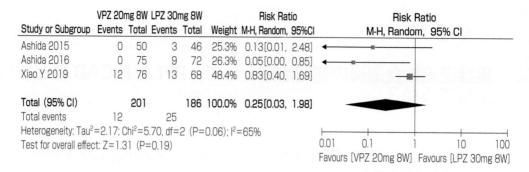

図2　ボノプラザン 20mg/日 8 週間投与とランソプラゾール 30mg/日 8 週間投与との逆流性
　　　食道炎非治癒率の比較

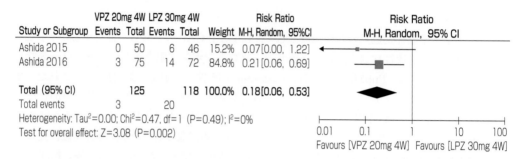

図3　ボノプラザン 20mg/日 4 週間投与とランソプラゾール 30mg/日 4 週間投与との逆流性
　　　食道炎非治癒率の比較（国内報告）

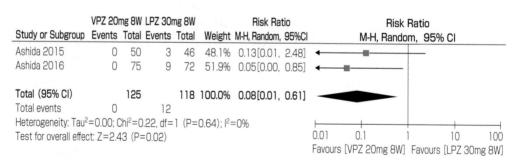

図4　ボノプラザン 20mg/日 8 週間投与とランソプラゾール 30mg/日 8 週間投与との逆流性
　　　食道炎非治癒率の比較（国内報告）

　るボノプラザン 20mg/日の非治癒リスク比および 95%CI は，4 週間後では 0.18（0.06～0.53）（図
3），8 週間後では 0.08（0.01～0.61）（図4）であり，いずれもボノプラザン 20mg/日投与のほう
が，ランソプラゾール 30mg/日に比べて，有意に非治癒率が低かった．なお，これらの検討で
の有害事象の発生頻度は，ボノプラザンとランソプラゾールで違いはみられなかった．
　ボノプラザン 20mg/日の 4 週間投与と 8 週間投与を比較したメタアナリシスでは，ボノプラ

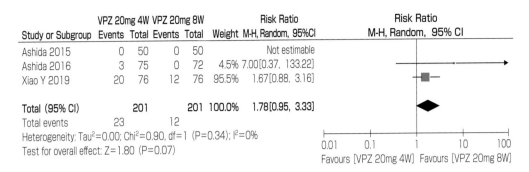

図5 ボノプラザン 20mg/日 4 週間投与とボノプラザン 20mg/日 8 週間投与との逆流性食道炎非治癒率の比較

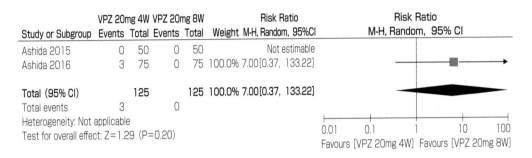

図6 ボノプラザン 20mg/日 4 週間投与とボノプラザン 20mg/日 8 週間投与との逆流性食道炎非治癒率の比較（国内報告）

ザン 20mg/日の 8 週間投与に対する 4 週間投与の非治癒リスク比および 95％CI は 1.78（0.95～3.33）（図5）であり，有意差はみられなかった．また，国内からの報告に限定しても 7.00（0.37～133.22）（図6）であり，有意差はみられなかった．

ボノプラザン 20mg/日の 4 週間投与とランソプラゾール 30mg/日の 8 週間投与を比較したメタアナリシスでは，ランソプラゾール 30mg/日の 8 週間投与に対するボノプラザン 20mg/日の 4 週間投与の非治癒リスク比および 95％CI は 0.56（0.14～2.21）（図7）と有意差はみられなかった．しかし，国内からの報告に限定すると，0.28（0.09～0.89）（図8）とボノプラザン 20mg/日の 4 週間投与のほうが有意に非治癒率は低かった．

直接比較ではないものの，ボノプラザン 20mg/日を 8 週間投与した際の逆流性食道炎治癒率を各種の PPI と比較したネットワークアナリシスの重症逆流性食道炎に限定したサブ解析では，ボノプラザン 20mg/日はランソプラゾール 30mg/日，オメプラゾール 20mg/日，エソメプラゾール 20mg/日，ラベプラゾール 20mg/日（20mg を 1 日 1 回）のいずれの PPI よりも逆流性食道炎治癒率が高かった[4]．一方，ボノプラザン 20mg/日の逆流性食道炎治癒率はラベプラゾール 20mg/日（10mg を 1 日 2 回），ラベプラゾール 40mg/日（20mg を 1 日 2 回）とは差がみられなかったが，これらの用法および用量は，添付文書では「PPI による効果不十分な患者」が対象となっており，初期治療には使用できない．

初期治療としてボノプラザン 20mg/日を 4 週間投与するストラテジーと，初期治療としてエ

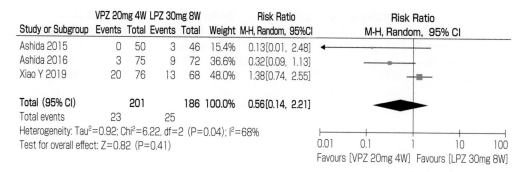

図7 ボノプラザン 20mg/日 4 週間投与とランソプラゾール 30mg/日 8 週間投与との逆流性食道炎非治癒率の比較

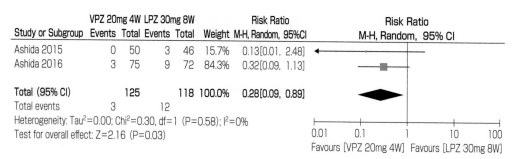

図8 ボノプラザン 20mg/日 4 週間投与とランソプラゾール 30mg/日 8 週間投与との逆流性食道炎非治癒率の比較（国内報告）

ソメプラゾール 20mg/日を 8 週間投与するストラテジー，初期治療としてラベプラゾール 10mg/日を 8 週間投与するストラテジーの間で，維持療法も含めた費用対効果を比較した検討では，軽症逆流性食道炎および重症逆流性食道炎ともに，初期治療としてボノプラザン 20mg/日を 4 週間投与するストラテジーが，エソメプラゾールまたはラベプラゾールを初期治療として投与するストラテジーに比べて費用対効果が優れていたと報告されている[5]．

　なお，ボノプラザンとランソプラゾール以外の PPI を直接比較した検討については，エソメプラゾールとボノプラザンを比較した RCT は複数報告されているものの[6~9]，アウトカムを症状改善としており，軽症逆流性食道炎と重症逆流性食道炎を分けて逆流性食道炎の治癒率を比較した報告はみられなかった．またランソプラゾールとボノプラザンとの比較に関しても，国内からの報告と海外からの報告では結果に差がみられており，国内および海外の検討をすべて含めるとボノプラザンとランソプラゾールで逆流性食道炎治癒率に差はみられなかった．上記のネットワークメタアナリシスや費用対効果の検討では，この海外からの報告が含まれていないことに注意が必要である．さらに，重症逆流性食道炎の症状改善効果をアウトカムにした検討はみられなかった．したがって，エビデンスレベルは十分とはいえず，更なる検討が望まれる．

　以上より，国内からの報告を重視すると，重症逆流性食道炎に対する初期治療として，ボノプラザン 20mg/日の 4 週間投与または 8 週間投与は，PPI による初期治療に比べて逆流性食道炎の治癒率が高いと考えられる．なお，ボノプラザン 20mg/日の 4 週間投与と 8 週間投与で逆

流性食道炎の治癒率に差がみられず，ボノプラザン 20mg/日の 4 週間投与を初期治療とするストラテジーは，エソメプラゾール 20mg/日またはラベプラゾール 10mg/日の 8 週間投与を初期治療とするストラテジーに比べて費用対効果が優れていることから，「重症逆流性食道炎の初期治療として，ボノプラザン 20mg/日を 4 週間投与することを提案する.」とした.

### 文献

1) Ashida K, Sakurai Y, Nishimura A, et al. Randomized clinical trial: a dose-ranging study of vonoprazan, a novel potassium-cimpetitive acid blocker, vs. lansoprazole for the treatment of erosive oesophagitis. Aliment Pharmacol Ther 2015; **42**: 685-695（ランダム）

2) Ashida K, Sakurai Y, Hori T, et al. Randomized clinical trial: vonoprazan, a novel potassium-cimpetitive acid blocker, vs. lansoprazole for the healing of erosive oesophagitis. Aliment Pharmacol Ther 2016; **43**: 240-251（ランダム）

3) Xiao Y, Zhang S, Dai N, et al. Phase III, randomized, double-blind, multicentre study to evaluate the efficacy and safety of vonoprazan compared with lansoprazole in Asian patients with erosive oesophagitis. Gut 2020; **69**: 224-230（ランダム）［検索期間外文献］

4) Miyazaki H, Igarashi A, Takeuchi T, et al. Vonoprazan versus proton-pump inhibitors for healing gastroesophageal reflux disease: A systematic review. J Gastroenterol Hepatol 2019; **34**: 1316-1328（メタ）［検索期間外文献］

5) Yokoya Y, Igarashi A, Uda A, et al. Cost-utility analysis of a 'vonoprazan-first' strategy versus 'esomeprazole-' or 'rabepurazole-first' strategy in GERD. J Gastroenterol 2019; **54**: 1083-1095（メタ）［検索期間外文献］

6) 石原慎一. エソメプラゾールとボノプラザンの症状改善効果：新規胃食道逆流症（GERD）患者における検討. Therapeutic Research 2016; **37**: 495-502（ランダム）

7) 石原慎一. エソメプラゾール 20mg とボノプラザン 20mg の GERD 症状改善効果の検討―無作為化並行群間比較試験―. Therapeutic Research 2017; **38**: 973-978（ランダム）

8) 寺門洋平，伊藤彰洋，柳原志津妃，ほか. 逆流性食道炎患者における酸分泌抑制薬の症状改善効果の検討―ボノプラザンとエソメプラゾールの無作為割り付け比較試験―. Therapeutic Research 2017; **38**: 891-896（ランダム）

9) 平野雅弘. 逆流性食道炎患者を対象とした酸分泌抑制薬の症状改善効果についての検討―ボノプラザンとエソメプラゾールの無作為割り付け比較試験―. Therapeutic Research 2017; **38**: 635-642（ランダム）

第4章 内科的治療

# 常用量の PPI で効果が不十分な場合に推奨される治療法は何か？

推 奨

- 常用量の PPI の 1 日 1 回投与にもかかわらず食道粘膜傷害が治癒しない，もしくは強い症状を訴える場合には PPI の倍量・1 日 2 回投与，ボノプラザン 20 mg/日への変更を行うことを推奨する．
**【推奨の強さ：強（合意率：93%），エビデンスレベル：B】**
- 常用量の PPI で効果が不十分な場合，PPI の種類の変更，モサプリドの追加投与，アコチアミドの追加投与，六君子湯の追加投与を行うことを提案する．
**【推奨の強さ：弱（合意率：86%），エビデンスレベル：C】**

**解説**

PPI は GERD 治療に高い有効性を示し，広く臨床において用いられるようになったが，GERD の一部に PPI 治療に抵抗するものがあること [1~10]，また PPI 抵抗例では QOL が低下し，労働生産性の損失も存在することが報告されている [11,12].

PPI 抵抗性 GERD に対する対応について，これまでに以下の非盲検 RCT が報告されている．ランソプラゾール 30 mg 抵抗性 GERD に対して，オメプラゾール 40 mg・1 日 1 回投与，ランソプラゾール 30 mg・1 日 2 回投与（6 週）の RCT が行われ，症状改善スコア，日中および夜間の胸やけ，呑酸のいずれも両群で有意差を認めていない [13]. オメプラゾール 20 mg 抵抗性 GERD に対して，オメプラゾール 20 mg・1 日 2 回投与とオメプラゾール 20 mg・1 日 1 回投与＋鍼療法（4 週）の RCT が行われ，日中および夜間の胸やけの改善はオメプラゾール 20 mg・1 日 1 回投与＋鍼療法群が有意に優れており，SF-36 の全体的健康感はオメプラゾール 20 mg・1 日 1 回投与＋鍼療法群のみで有意の改善を認めたとされている [14]. ラベプラゾール 10 mg 抵抗性 GERD に対して，ラベプラゾール 20 mg・1 日 1 回投与とラベプラゾール 10 mg・1 日 1 回＋六君子湯 2.5 g・1 日 3 回投与の RCT が行われ，症状スコアは両群とも有意に低下（群間有意差なし）を認めたが，男性の NERD 患者では，六君子湯併用群が PPI 倍量群と比較して改善率で有意に優れていたとされている [15]. 上記以外に PPI 抵抗性 GERD に対して，PPI の増量 [16]，PPI の種類の変更 [17,18]，ボノプラザンへの変更 [19]），モサプリドの追加投与 [1,20]，バクロフェンの追加投与 [21] により，一部の症例で症状改善を認めたとする観察研究も報告されている．

なお，現在本邦において，六君子湯，運動機能改善薬（モサプリド，アコチアミド），バクロフェンの GERD に対する保険適用はない．

PPI 抵抗性逆流性食道炎に対する対応については，これまで倍量投与により食道粘膜傷害の治癒および症状消失が得られるとする報告がみられ [22]，常用量の PPI の 1 日 1 回投与で十分なコントロールが得られない場合の現実的な対応として推奨されてきた．PPI 抵抗性逆流性食道炎に対して，ラベプラゾール 20 mg・1 日 2 回投与，ラベプラゾール 10 mg・1 日 2 回投与，ラベプラゾール 20 mg・1 日 1 回投与（8 週）の RCT が行われ，ラベプラゾール 20 mg・1 日 2 回投

与，ラベプラゾール 10 mg・1 日 2 回投与はラベプラゾール 20 mg・1 日 1 回投与と比較して有意に内視鏡的治癒率，症状改善率が高く，ロサンゼルス分類 Grade C, D 例では，ラベプラゾール 20 mg・1 日 2 回投与が，ラベプラゾール 10 mg・1 日 2 回投与，ラベプラゾール 20 mg・1 日 1 回投与と比較して有意に内視鏡的治癒率が高いことが示されている[23]．この結果を受けて，ラベプラゾールについては，2010 年 12 月より，PPI による治療で効果不十分な逆流性食道炎において，10 mg・1 日 2 回，重度の粘膜傷害を有する場合では 20 mg・1 日 2 回のそれぞれ 8 週間の投与が保険適用となっている．なお，現時点でラベプラゾール以外は保険適用外である．また，PPI 抵抗性逆流性食道炎に対する PPI 倍量投与以外の治療法として，PPI の種類の変更により，一部の症例で症状改善を認めたとする観察研究[24,25]，強皮症合併例で六君子湯の追加投与により，一部の症例で症状改善を認めたとする観察研究[26] が数編報告されている．さらに近年，常用量 PPI で食道粘膜傷害や GERD 症状の残存する逆流性食道炎に対して，ボノプラザンへの変更が内視鏡所見および GERD 症状改善に効果があったとする観察研究が数編報告されている[19,27~29]．

　PPI 治療で症状が十分に改善しない NERD への対応については，ランソプラゾール 15 mg 治療に抵抗する NERD に対して，レバミピド 100 mg・1 日 3 回投与，プラセボ 1 日 3 回投与（4 週）の RCT が行われ，症状スコアは，両群で有意差を認めなかったと報告されている[30]．PPI 治療で症状が十分に改善しない NERD に対して，PPI の増量[31]，モサプリドの追加投与[32,33]，六君子湯の追加投与[34] により，一部の症例で症状改善を認めたとする観察研究が報告されている．また近年，PPI あるいは P-CAB 抵抗性 NERD に対して，アコチアミドの追加投与により GERD 症状の改善効果がみられたことが二重盲検比較試験で示されている[35]．さらに，神経症圏（神経症関連）の PPI 治療に抵抗する NERD では，食道機能検査による治療法の選択が有効なものと精神科診療を要するものがあるとする観察研究も報告されている[36]．したがって，十分量の薬物治療に抵抗する NERD 症例では，食道インピーダンス・pH 検査などによる病態の評価が望ましい．

## 文献

1) Miyamoto M, Haruma K, Takeuchi K, et al. Frequency scale for symptoms of gastroesophageal reflux disease predicts the need for addition of prokinetics to proton pump inhibitor therapy. J Gastroenterol Hepatol 2008; **23**: 746-751（コホート）

2) Chey WD, Mody RR, Wu EQ, et al. Treatment patterns and symptom control in patients with GERD: US community-based survey. Curr Med Res Opin 2009; **25**: 1869-1878（横断）

3) El-Serag H, Becher A, Jones R. Systematic review: persistent reflux symptoms on proton pump inhibitor therapy in primary care and community studies. Aliment Phamacol Ther 2010; **32**: 720-737（メタ）

4) Chey WD, Mody RR, Izat E. Patient and physician satisfaction with proton pump inhibitors (PPIs): are there opportunities for improvement? Dig Dis Sci 2010; **55**: 3415-3422（横断）

5) Gerson LB, Bonafede M, Princic N, et al. Development of a refractory gastro-oesophageal reflux score using an administrative claims database. Aliment Phamacol Ther 2011; **34**: 555-567（横断）

6) 徳永健吾，田中昭文，土岐真朗，ほか．逆流性食道炎に対するプロトンポンプ阻害薬治療の満足度実態調査—日本語版 GerdQ 問診票を用いた検討．医学と薬学 2011; **66**: 103-109（横断）

7) 古家　乾，関谷千尋，定岡邦昌，ほか．実地医家における逆流性食道炎治療の実態調査—患者の症状コントロールの実態．医学と薬学 2011; **66**: 681-686（横断）

8) 齋藤壽仁，川崎孝広，木村綾子，ほか．逆流性食道炎患者に対する PPI の治療実態．診療と新薬 2011; **48**: 1143-1147（横断）

9) Ruigomez A, Johansson S, Wernersson B, et al. Gastroesophageal reflux disease in primary care: using changes in proton pump inhibitor therapy as an indicator of partial response. Scand J Gastroenterol 2012; **47**: 751-761（ケースコントロール）

10) 小池智幸，中川健一郎，岩井　渉，ほか．胃食道逆流症（GERD）患者に対する PPI 治療の実態調査．医学と薬学 2012; **67**: 449-454（横断）

11) van der Velden AW, de Wit NJ, Quartero AO, et al. Maintenance treatment for GERD: residual symptoms are associated with psychological distress. Digestion 2008; **77**: 207-213 (横断)

12) Toghanian S, Johnson DA, Stalhammar N-O, et al. Burden of gastro-oesophageal reflux disease in patients with persistent and intense symptoms despite proton pump inhibitor therapy: a post hoc analysis of the 2007 national health and wellness survey. Clin Drug Invest 2011; **31**: 703-715 (横断)

13) Fass R, Murthy U, Hayden CW, et al. Omeprazole 40 mg once a day is equally effective as lansoprazole 30 mg twice a day in symptom control of patients with gastro- oesophageal reflux disease (GERD) who are resistant to conventional-dose lansoprazole therapy-a prospective, randomized, multi-centre study. Aliment Phamacol Ther 2000; **14**: 1595-1603 (ランダム)

14) Dickman R, Schiff E, Holland A, et al. Clinical trial: acupuncture vs. doubling the proton pump inhibitor dose in refractory heartburn. Aliment Phamacol Ther 2007; **26**: 1333-1344 (ランダム)

15) Tominaga K, Iwakiri R, Fujimoto K, et al. Rikkunshito improves symptoms in PPI-refractory GERD patients: a prospective, randomized, multicenter trial in Japan. J Gastroenterol 2012; **47**: 284-292 (ランダム)

16) Furuta T, Shimatani T, Sugimoto M, et al. Investigation of pretreatment prediction of proton pump inhibitor (PPI)-resistant patients with gastroesophageal reflux disease and the dose escalation challenge of PPIs-TORNADO study: a multicenter prospective study by the Acid-Related Symptom Research Group in Japan. J Gastroenterol 2011; **46**: 1273-1283 (コホート)

17) 石田　誠，池田宣聖，松田和也，ほか．PPI 抵抗性 GERD におけるラベプラゾールナトリウム 10mg の有用性．消化器の臨床 2008; **11**: 452-459 (コホート)

18) Hoogendoorn RJ, Groeneveld L, Kwee JA. Patient satisfaction with switching to esomeprazole from existing proton pump inhibitor therapy for gastro-oesophageal reflux disease: an observational, multicentre study. Clin Drug Invest 2009; **29**: 803-810 (コホート)

19) Shinozaki S, Osawa H, Hayashi Y, et al. Vonoprazan 10 mg daily is effective for the treatment of patients with proton pump inhibitor-resistant gastroesophageal reflux disease. Biomed Rep 2017; **7**: 231-235 (横断)

20) 山本佳洋．PPI 抵抗性 GERD 患者に対する PPI と消化管運動機能改善剤のコンビネーション治療の検討．診断と治療 2008; **96**: 2587-2591 (コホート)

21) Koek GH, Sifrim D, Lerut T, et al. Effect of the GABA(B) agonist baclofen in patients with symptoms and duodeno-gastro-oesophageal reflux refractory to proton pump inhibitors. Gut 2003; **52**: 1397-1402 (コホート)

22) Holloway RH, Dent J, Narielvala F, et al. Relation between oesophageal acid exposure and healing of oesophagitis with omeprazole in patients with severe reflux oesophagitis. Gut 1996; **38**: 649-654 (コホート)

23) Kinoshita Y, Hongo M, Mitsui S, et al. Efficacy of twice-daily rabeprazole for reflux esophagitis patients refractory to standard once-daily administration of PPI: the Japan-based TWICE study. Am J Gastroenterol 2012; **107**: 522-530 (ランダム)

24) 竹内　基，平野直樹，伊藤　謙，ほか．プロトンポンプ阻害薬治療抵抗性の逆流性食道炎患者の治療方法の検討―オメプラゾール 20mg/日への治療薬の変更による症状改善効果に関する研究．医学と薬学 2010; **64**: 397-403 (コホート)

25) 長見晴彦．エソメプラゾール切り替え投与における症状消失率および治療有効率の検討―高齢者逆流性食道炎患者における治療効果と患者背景因子との関連．Therapeutic Research 2012; **33**: 265-277 (コホート)

26) 長谷川道子，永井弥生，石川　治．強皮症に伴う胃食道逆流症に対する六君子湯の使用経験．皮膚科の臨床 2011; **53**: 1767-1770 (コホート)

27) Iwakiri K, Sakurai Y, Shiino M, et al. A randomized, double-blind study to evaluate the acid-inhibitory effect of vonoprazan (20 mg and 40 mg) in patients with proton-pump inhibitor-resistant erosive esophagitis. Therap Adv Gastroenterol 2017; **10**: 439-451 (ランダム)

28) Hoshino S, Kawami N, Takenouchi N, et al. Efficacy of vonoprazan for proton pump inhibitor-resistant reflux esophagitis. Digestion 2017; **95**: 156-161 (横断)

29) Akiyama J, Hosaka H, Kuribayashi S, et al. Efficacy of vonoprazan, a novel potassium-competitive acid blocker, in patients with proton pump inhibitor-refractory acid reflux. Digestion 2020; **101**: 174-183 (横断) ［検索期間外文献］

30) Adachi K, Furuta K, Miwa H, et al. A study on the efficacy of rebamipide for patients with proton pump inhibitor-refractory non-erosive reflux disease. Dig Dis Sci 2012; **57**: 1609-1617 (ランダム)

31) Sugimoto M, Nishino M, Kodaira C, et al. Characteristics of non-erosive gastroesophageal reflux disease refractory to proton pump inhibitor therapy. World J Gastroenterol 2011; **17**: 1858-1865 (コホート)

32) Futagami S, Iwakiri K, Shindo T, et al. The prokinetic effect of mosapride citrate combined with omeprazole therapy improves clinical symptoms and gastric emptying in PPI-resistant NERD patients with delayed gastric emptying. J Gastroenterol 2010; **45**: 413-421 (コホート)

33) Miyamoto M, Manabe N, Haruma K. Efficacy of the addition of prokinetics for proton pump inhibitor (PPI) resistant non-erosive reflux disease (NERD) patients: significance of frequency scale for the symptom of GERD (FSSG) on decision of treatment strategy. Intern Med (Tokyo, Japan) 2010; **49**: 1469-1476（コホート）

34) 尾高健夫. 消化管における漢方を科学する—消化管と呼吸器・免疫・アレルギーの接点—非びらん性胃食道逆流症と六君子湯. 漢方と免疫・アレルギー 2010; **23**: 106-124（非ランダム）

35) Yamashita H, Okada A, Naora K, et al. Adding acotiamide to gastric acid inhibitors is effective for treating refractory symptoms in patients with non-erosive reflux disease. Dig Dis Sci 2019; **64**: 823-831（ランダム）

36) 舟木　康，小長谷敏浩，德留健太郎，ほか. 神経症圏と診断されたプロトンポンプ不応性非びらん性胃食道逆流症の病態と治療経過. 消化器心身医学 2009; **16**: 98-102（コホート）

第４章　内科的治療

## 軽症逆流性食道炎の長期管理については，PPI と P-CAB のどちらを推奨するか？

推 奨

● 軽症逆流性食道炎の長期維持療法に PPI を推奨する.
【推奨の強さ：強（合意率：100%），エビデンスレベル：C】
● 軽症逆流性食道炎の長期維持療法に P-CAB を提案する.
【推奨の強さ：弱（合意率：86%），エビデンスレベル：C】

### 解説

　本邦から，ボノプラザンを用いた逆流性食道炎の 24 週の維持療法に関する第 III 相試験(二重盲検試験)の成績がある[1]. ボノプラザン投与により治癒が確認された逆流性食道炎患者 607 例に対して維持療法が行われ，ボノプラザン 10 mg，20 mg またはランソプラゾール 15 mg のいずれかを 1 日 1 回 24 週間経口投与した二重盲検 RCT が行われた. その結果は，ボノプラザン 10 mg 群の内視鏡所見での逆流性食道炎の再発率は 5.1%，20 mg 群では 2.0%であり，ランソプラゾール 15 mg 群の 16.8%に比べ再発率の低下を認めた. また LA 分類 Grade A または B の患者における再発率を比べてみても，ランソプラゾール 15 mg 群では 11.0%の患者に再発がみられたのに対し，ボノプラザン 10 mg 群では 3.1%，20 mg 群では 1.3%と再発率の低下を認め，軽症の逆流性食道炎に対してさらなる再発抑制効果が示された. また患者の自覚症状に関しては，投与 24 週後における症状消失率はボノプラザン 10 mg 群で 87.0%，20 mg 群で 94.1%と高い満足度が得られている. さらに逆流性食道炎の維持療法に関するネットワークメタアナリシスによる間接比較の結果，ボノプラザン 10 mg のエソメプラゾール 10 mg，ラベプラゾール 10 mg，ランソプラゾール 15 mg，オメプラゾール 10 mg に対する寛解維持効果のオッズ比は，それぞれ 13.92(95%CI 70〜114.21)，5.75(95% CI 0.59〜51.57)，3.74(95% CI 0.70〜19.99)，9.23(95% CI 1.17〜68.72)であり，さらにエソメプラゾール 10 mg とオメプラゾール 10 mg と比較して，ボノプラザン 10 mg は有意に高い維持効果を示していることから，ボノプラザン 10 mg の維持療法の効果は PPI と同様またはそれ以上であると考えられる[2]. また，軽症逆流性食道炎の長期維持療法に関しては，患者が「必要に応じて」服用する治療法であるオンデマンド療法の有用性が示唆されている[3]. PPI により良好に維持されていた軽症逆流性食道炎患者に対するボノプラザン 20 mg によるオンデマンド療法の有効性についての非ランダム化オープンラベル比較試験の本邦からの報告がある. 軽症逆流性食道炎(ロサンゼルス分類 Grade A または Grade B)に対して，標準量の PPI 内服にて治癒が維持され，更に患者自身が治療に満足している 30 名の患者に対して，逆流症状を有するときにのみボノプラザン 20 mg の内服(オンデマンド療法)を行ったところ，24 週でのオンデマンド療法による内視鏡的寛解率は 86.2%であり，全般的満足度と血中ガストリン値に関しても PPI と比較して差はないという結果であった[4]. さらに，症状消失時間に関してはランソプラゾール 30 mg よりボノプラザン 20 mg のほうが早いという報告があり[5]，作用効果発現の速さが必要とされるオンデマンド療法に関しては，ボノプラザンが適している

可能性がある.

　以上の報告をまとめると，P-CAB による長期維持療法は PPI による長期維持療法と同様またはそれ以上の維持効果が期待されるが，長期投与における安全性の問題には留意しておく必要がある．PPI の長期投与に関しては，米国消化器病学会（AGA）のエキスパートレビュー 2017 [6] において，懸念される有害事象はあるものの，その影響はわずかであるとされ，根拠を示すエビデンスレベルも「low」または「very low」であることから，PPI 長期投与の安全性は高い．しかし，ボノプラザンの長期投与における安全性に関する情報は現在のところ不十分であり，長期投与中は注意深い観察が必要となる．したがって，軽症逆流性食道炎の長期維持療法としては，PPI を推奨，P-CAB を提案とした．

　なお，現在本邦において，P-CAB のオンデマンド療法に対する保険適用はない．

## 文献

1) Ashida K, Iwakiri K, Hiramatsu N, et al. Maintenance for healed erosive esophagitis: Phase III comparison of vonoprazan with lansoprazole. World J Gastroenterol 2018; 14: **24**: 1550-1561（ランダム）

2) Miwa H, Igarashi A, Teng L, et al. Systematic review with network meta-analysis: indirect comparison of the efficacy of vonoprazan and proton-pump inhibitors for maintenance treatment of gastroesophageal reflux disease. J Gastroenterol 2019; **54**: 718-729（メタ）［検索期間外文献］

3) Pace F, Tonini M, Pallotta S, et al. Systematic review: maintenance treatment of gastro-oesophageal reflux disease with proton pump inhibitors taken 'on-demand'. Aliment Pharmacol Ther 2007; **26**: 195-204（メタ）

4) Umezawa M, Kawami N, Hoshino S, et al. Efficacy of On-Demand Therapy Using 20-mg Vonoprazan for Mild Reflux Esophagitis. Digestion 2018; **97**: 309-315（横断）

5) Oshima T, Arai E, Taki M, et al. Randomised clinical trial: vonoprazan versus lansoprazole for the initial relief of heartburn in patients with erosive oesophagitis. Aliment Pharmacol Ther 2019; **49**: 140-146（ランダム）

6) Freedberg DE, Kim LS, Yang YX. The risks and benefits of long-term use of proton pump inhibitors: expert review and best practice advice from the american gastroenterological association. Gastroenterology 2017; **152**: 706-715（ケースシリーズ）

第4章　内科的治療

## 重症逆流性食道炎の長期管理については，PPI と P-CAB のどちらを推奨するか？

推 奨

● 重症逆流性食道炎の長期管理については，内視鏡的再燃率の低さからボノプラザン 10 mg/日を提案する．

【推奨の強さ：**弱**（合意率：93％），エビデンスレベル：**C**】

■ 解説 ■

　内視鏡的に重症逆流性食道炎は，軽症逆流性食道炎と比較して酸逆流量が多いため[1]，維持治療を行わなければ粘膜傷害の再発はほぼ確実である[2]．また重症逆流性食道炎は出血，狭窄の合併症のリスクが高く（Grade C のオッズ比 15.38，95％CI 8.62〜28.37，Grade D のオッズ比 71.49，95％CI 37.47〜142.01）[3]，そのため長期管理には継続した酸抑制が必要である．

　しかしながら，重症逆流性食道炎の維持治療における内視鏡的再燃率は，ラベプラゾール 10 mg の 104 週間投与で 27％[4]，エソメプラゾール 20 mg の 24 週投与で 24％[5]，PPI 常用量抵抗性食道炎に対するラベプラゾール 20 mg 分割 52 週間投与で 26％である[6]．また，重症逆流性食道炎の PPI 維持治療中において，約 20％で出血や狭窄などの合併症がみられる[7]．以上のことから，重症逆流性食道炎の長期管理においては，合併症予防の観点からも内視鏡的再燃率が低いことが望まれる．

　ボノプラザン 10 mg の投与 7 日目の胃内 pH 4 以上時間率は 63％であり[8]，これは従来の標準量 PPI より高い．重症逆流性食道炎を対象に標準量 PPI とボノプラザン 10 mg による内視鏡的再燃率を比較した報告はないが，ランソプラゾール 15 mg（半量）とボノプラザン 10 mg・20 mg とで 24 週後の内視鏡的再燃率を比較した RCT において，重症逆流性食道炎のサブ解析によると，ランソプラゾール 15 mg は 39.0％に対しボノプラザン 10 mg は 13.2％（$p = 0.0114$），ボノプラザン 20 mg は 4.7％（$p = 0.0001$）であった[9]．ボノプラザン 10 mg と 20 mg とでは内視鏡的再燃率に差がなく，重篤な有害事象もみられていない．以上より，重症逆流性食道炎の長期管理には，内視鏡的再燃率が PPI より低いボノプラザン 10 mg を提案するが，標準量 PPI とボノプラザン 10 mg との直接比較による検討が必要であり，またボノプラザン 10 mg の長期投与による影響も不明であるため慎重な経過観察が望まれる．

■ 文献 ■

1) Adachi K, Fujishiro H, Katsube T, et al. Predominant nocturnal acid reflux in patients with Los Angeles grade C and D reflux esophagitis.J Gastroenterol Hepatol 2001; **16**: 1191-1196（ケースシリーズ）
2) Carlsson R, Galmiche JP, Dent J, et al. Prognostic factors influencing relapse of oesophagitis during maintenance therapy with antisecretory drugs: a meta-analysis of long-term omeprazole trials. Aliment Pharmacol Ther 1997; **11**: 473-482（メタ）
3) Sakaguchi M, Manabe N, Ueki N, et al. Factors associated with complicated erosive esophagitis: A Japanese multicenter, prospective, cross-sectional study. World J Gastroenterol 2017; **23**: 318-327（横断）
4) Fujimoto K, Hongo M, The Maintenance Study Group. Risk factors for relapse of erosive GERD during

long-term maintenance treatment with proton pump inhibitors: a prospective multicenter study in Japan. J Gastroenterol 2010; **45**: 1193-1200（横断）

5）Lauritsen K, Deviere J, Bigard M-A, et al. Esomeprazole 20mg and lansoprazole 15mg in maintaining healed reflux oesophagitis: Metropole study results. Aliment Pharmacol Ther 2003; **17**: 333-341

6）Kinoshita K, Kato M, Fujishiro M, et al. Efficacy and safety of twice-daily rabeprazole maintenance therapy for patients with reflux esophagitis refractory to standard once-daily proton pump inhibitors: the Japan-based EXTEND study. J Gastroenterol; 2018; **53**: 834-844（横断）

7）Manabe N, Haruma K, Ohgoshi H, et al. Is the course of gastroesophageal reflux disease progressive? Ther Res. 2011; **32**: 590-593（横断）

8）Jenkins H, Sakurai Y, Nishimura A, et al. Randomised clinical trial: safety, tolerability, pharmacokinetics and pharmacodynamics of repeated doses of TAK-438 (vonoprazan), a novel potassium-competitive acid blocker, in healthy male subjects. Aliment Pharmacal Ther 2015; **41**: 636-648（ランダム）

9）Ashida K, Iwakiri K, Hiramatsu N, et al. Maintenance for healed erosive esophagitis: Phase Ⅲ comparison of vonoprazan with lansoprazole. World J Gastroenterol 2018; **14**: 1550-1561（ランダム）

第4章　内科的治療

# GERD 治療薬として，PPI の長期維持療法は安全か？

推 奨

●PPI による維持療法の安全性は高いが，長期投与に際しては注意深い観察が必要である．適切な適応症例においては，投与期間について明確な制限は存在しないが，必要に応じた最小限の用量で使用することを提案する．

【推奨の強さ：**弱**（合意率：93％），エビデンスレベル：**B**】

■解説■

PPI は GERD をはじめとする酸関連疾患治療に優れた効果を示し，高く評価されてきたが，その長期使用に際していくつかの懸念事項が報告されてきた（表 1）[1]．しかしながら近年，American Gastroenterological Association（AGA）の Clinical Practice Guideline 2017 において，PPI 関連の有害事象に関するこれらの観察研究，クロスオーバー研究または RCT には，残存交絡因子の影響の可能性，一貫性の問題，観察研究と RCT の間の結果の相違などが存在し，エビデンスの質は「low」または「very low」であると指摘されている[2]．さらに，現在では開腹下の逆流防止手術とオメプラゾールの GERD 治療に対する臨床効果の比較試験（SOPRAN study）や腹腔鏡下の逆流防止術とエソメプラゾールに対する臨床効果の比較試験（LOTUS study）により，PPI の長期維持療法に伴う安全性が明らかにされている[3]．以上のことから，GERD の PPI を用いた治療方針に関してはベネフィットとリスクのバランスのうえで決定されるべきではあるが，そ

表 1　PPI による慢性合併症と推測される発症機序

| 臓器 | 合併症 | 推測される発症機序 |
|---|---|---|
| 腎 | 腎機能障害 | 反復性急性間質性腎炎 |
| 脳 | 認知症 | a）酸分泌低下によるビタミン $B_{12}$ 欠乏<br>b）$\beta$ アミロイド沈着 |
| 骨 | 骨折 | a）酸分泌低下によるカルシウムおよびビタミン $B_{12}$ 吸収低下<br>b）高ガストリン血症による副甲状腺機能亢進 |
| 心臓 | 心筋梗塞 | a）CYP2C19 を介したクロピドグレル活性化抑制<br>b）非対称 dimethylrginine 増加による内皮 NO 低下が血栓形成 |
| 大腸 | *C. difficile* 感染<br>微小腸炎 | a）胃内酸度の低下による腸内フローラの変化<br>b）高ガストリン血症による大腸細胞増殖効果 |
| 肺 | 肺炎 | a）胃内酸度低下と胃内細菌増殖<br>b）PPI の好中球拮抗作用 |
| 筋 | ミオパチー | CYP3A4 酵素抑制 |
| 血液 | 貧血 | 酸分泌低下による鉄分およびビタミン $B_{12}$ 欠乏 |
| 肝 | 肝性脳症 | a）胃酸抑制による腸内細菌叢の変化<br>b）酸分泌低下によるビタミン $B_{12}$ 欠乏 |
| 胃 | 胃底腺ポリープ | 酸分泌抑制による壁細胞増殖 |

(Vaezi MF, et al. Gastroenterology 2017; 153: 35-48 [1] を参考に作成)

のベネフィットは大きい．したがって，GERD に対する PPI 治療に際しては，必要に応じた最小限の用量・用法を心がけるべきではあるが，適応症例においては躊躇することなく長期維持療法を一定の注意をしながら行うべきである．以下に，PPI の長期維持療法における現時点での注意事項を列挙する．

## 1．カルチノイド腫瘍発生

PPI 長期投与によるカルチノイド腫瘍発生を明確に示した報告はみられず，今までのところ，臨床上の大きな問題とはなっていない[4~6]．現時点で酸分泌抑制薬の長期使用がカルチノイド腫瘍に促進的に作用する可能性は低いと考えるが，酸分泌抑制薬の長期投薬が必要な場合には，今後も一定の注意は必要と思われる．

## 2．消化管感染症・腸内細菌への影響

殺菌作用のある胃酸分泌の抑制により，消化管感染症が増加する可能性が考えられる．PPI 投与と腸管感染症についての 6 編の疫学的研究のシステマティックレビュー[7] によると，細菌性胃腸炎の発症に関する PPI 投与のオッズ比(OR)は 3.33，95％CI は 1.84~6.02，また $H_2RA$ では OR 2.03(95％CI 1.05~3.92)となった．PPI 投与と *Clostridioides difficile* 腸炎についての 30 の疫学的研究のシステマティックレビュー[8] によると，*Clostridioides difficile* 腸炎の発症に関して，PPI 投与は OR 2.15(95％CI 1.81~2.55)であった．PPI の用量や使用期間と感染のリスクについての分析はないものの，PPI の使用により，腸管感染症のリスクがわずかに増大する可能性が示唆されている．また近年では，PPI 服用者では小腸内細菌異常増殖のほか，ガス関連症状や NSAIDs 誘発腸管障害の原因となる Dysbiosis のリスクが報告されている[9]．上記事象に関しては，更なる検討を要するものの，今後も一定の注意は必要と思われる．

## 3．薬物相互作用

PPI と他薬剤との相互作用には一定の注意が必要であり，高齢者では多剤併用の傾向があるため特に注意が必要である．一般的に胃酸分泌抑制下では，レボチロキシン，ケトコナゾール，イトラコナゾール，アタザナビル，セフポドキシム，エノキサシン，ジピリダモールなどの吸収が抑制される．一方で，ニフェジピン，ジゴキシン，アレンドロネートなどの吸収は促進される．上記の他に代謝酵素が関連した薬物相互作用を示すことも考えられ，その臨床的効果は CYP 遺伝子多型，人種差，処方内容などで異なることが知られている．特に，ジアゼパム，ワルファリン，フェニトイン，メトトレキサートとの相互作用は臨床的に注意が必要といわれている[9]．

### 文献

1) Vaezi MF, Yang YX, Howden CW. Complications of proton pump inhibitor therapy. Gastroenterology 2017; **153**: 35-48 (メタ)

2) Freedberg DE, Kim LS, Yang YX. The risks and benefits of long-term use of proton pump inhibitors: expert review and best practice advice from the American Gastroenterological Association. Gastroenterology 2017; **152**: 706-715

3) Attwood SE, Ell C, Galmiche JP, et al. Long-term safety of proton pump inhibitor therapy assessed under controlled, randomised clinical trial conditions: data from the SOPRAN and LOTUS studies. Aliment Pharmacol Ther 2015; **41**: 1162-1174 (ランダム)

4) Dawson R, Manson JM. Omeprazole in oesophageal reflux disease. Lancet 2000; **356** (9243): 1770-1771 (ケースシリーズ)

5) Haga Y, Nakatsura T, Shibata Y, et al. Human gastric carcinoid detected during long-term antiulcer thera-

py of H2 receptor antagonist and proton pump inhibitor. Dig Dis Sci 1998; **43**: 253-257（ケースシリーズ）

6) Jianu CS, Lange OJ, Viset T, et al. Gastric neuroendocrine carcinoma after long-term use of proton pump inhibitor. Scand J Gastroenterol 2012; **47**: 64-67（ケースシリーズ）

7) Leonard J, Marshall JK, Moayyedi P. Systematic review of the risk of enteric infection in patients taking acid suppression. Am J Gastroenterol 2007; **102**: 2047-2056（メタ）

8) Deshpande A, Pant C, Pasupuleti V, et al. Association between proton pump inhibitor therapy and Clostridium difficile infection in a meta-analysis. Clin Gastroenterol Hepatol 2012; **10**: 225-233（メタ）

9) Scarpignato C, Gatta L, Zullo A, et al. Effective and safe proton pump inhibitor therapy in acid-related diseases - A position paper addressing benefits and potential harms of acid suppression. BMC Med 2016; **14**: 179（メタ）

# FRQ **4-1**

## NERD の初期治療として，PPI と P-CAB のどちらを推奨するか？

### 回答

● NERD は，①過剰な食道内酸曝露時間を有する NERD，②食道内酸曝露時間は正常範囲内であるが，食道の感受性亢進により逆流症状が出現する逆流過敏性食道，③逆流とは無関係に症状が出現する機能性胸やけの 3 つのタイプに分けられるが，過剰な食道内酸曝露時間を有する NERD に対しては，PPI と同様に P-CAB も有効である可能性がある．

### 解説

GERD 診療ガイドライン（第 2 版）では NERD 治療の第一選択薬として，酸抑制薬である PPI が推奨されている[1]．NERD に対する PPI の有効性は約半数であるが，その原因を検討した報告[2~5]では，酸逆流による胸やけもみられるが，PPI 無効例の原因は酸以外の逆流による症状，機能性胸やけであり，PPI 抵抗性 NERD 患者の症状の主な原因は酸関連でないことがわかる．2015年に PPI よりも強力に胃酸を抑制する P-CAB が登場したが，現状では P-CAB の NERD に対する有効性を示すエビデンスない[6,7]．

NERD は，①過剰な食道内酸曝露時間を有する NERD，②食道内酸曝露時間は正常範囲内であるが，食道の感受性が亢進しており，少量の酸逆流または非酸（弱酸）逆流によっても症状が出現している逆流過敏性食道，③逆流とは無関係に症状が出現している機能性胸やけの 3 つタイプに分類される[8]．食道内の過剰酸曝露時間を原因とする逆流性食道炎に対する P-CAB の効果は明らかであり[9,10]，食道内の過剰な酸曝露時間を有する NERD に対しては P-CAB も有効である可能性がある．今後，過剰な食道内酸曝露時間を有する NERD に対する PPI と P-CAB の有用性を検討することにより，本 FRQ による回答が得られるであろう．

なお，現在本邦において，P-CAB の NERD に対する保険適用はない．

### 文献

1) Iwakiri K, Kinoshita Y, Habu Y, et al. Evidence-based clinical practice guidelines for gastroesophageal reflux disease 2015. J Gastroenterol 2016; **51**: 751-767（ガイドライン）

2) Kawami N, Takenouchi N, Umezawa M, et al. Pathogenesis of Double-Dose Proton Pump Inhibitor-Resistant Non-Erosive Reflux Disease, and Mechanism of Reflux Symptoms and Gastric Acid Secretion-Suppressive Effect in the Presence or Absence of Helicobacter pylori Infection. Digestion 2017; **95**: 140-145（ケースシリーズ）

3) Kawamura O, Hosaka H, Shimoyama Y, Kawada A, Kuribayashi S, Kusano M, Yamada M. Evaluation of proton pump inhibitor-resistant nonerosive reflux disease by esophageal manometry and 24-hour esophageal impedance and pH monitoring. Digestion 2015; **91**: 19-25（ケースシリーズ）

4) Tamura Y, Funaki Y, Izawa S, et al. Pathophysiology of functional heartburn based on Rome III criteria in Japanese patients. World J Gastroenterol 2015; **21**: 5009-5016（ケースシリーズ）

5) Kohata Y, Fujiwara Y, Machida H, et al. Pathogenesis of proton-pump inhibitor-refractory non-erosive reflux disease according to multichannel intraluminal impedance-pH monitoring. J Gastroenterol Hepatol 2012; **27** Suppl 3: 58-62（ケースシリーズ）

第 4 章 内科的治療

6) Kinoshita Y, Sakurai Y, Shiino M, et al. Evaluation of the Efficacy and Safety of Vonoprazan in Patients with Nonerosive Gastroesophageal Reflux Disease: A Phase III, Randomized, Double-Blind, Placebo-Controlled, Multicenter Study. Curr Ther Res 2016; **81**: 1-7（メタ）

7) Kinoshita Y, Sakurai Y, Takabayashi N, et al. Efficacy and Safety of Vonoprazan in Patients With Nonerosive Gastroesophageal Reflux Disease: A Randomized, Placebo-Controlled, Phase 3 Study. Clin Transl Gastroenterol 2019 Nov; 10(11): e00101. doi: 10.14309/ctg.0000000000000101（ランダム）

8) Aziz Q, Fass R, Gyawali CP, et al. Esophageal Disorders. Gastroenterology 2016; **150**: 1368-1379（ガイドライン）

9) Ashida K, Sakurai Y, Hori T, et al. Randomised clinical trial: vonoprazan, a novel potassium-competitive acid blocker, vs. lansoprazole for the healing of erosive oesophagitis. Aliment Pharmacol Ther 2016; **43**: 240-251（ランダム）

10) Hoshino S, Kawami N, Takenouchi N, et al. Efficacy of vonoprazan for proton pump inhibitor-resistant reflux esophagitis. Digestion 2017; **95**: 156-161（ケースシリーズ）

# FRQ **4-2**

## 常用量の P-CAB で効果が不十分な場合に推奨される治療法は何か？

**回 答**

- P-CAB 抵抗性 GERD に対する治療法は不明である.

**解説**

　ボノプラザン 20 mg の逆流性食道炎に対する治験時の成績（8 週投与時）は，軽症例 99.2%，重症例 98.7% の内視鏡的治癒が得られており，治癒が得られない症例はまれである[1]. 実臨床での PPI 抵抗性逆流性食道炎に対するボノプラザン 20 mg の有効性を検討した報告[2] では，24 例中 21 例の治癒が得られ，PPI 抵抗性逆流性食道炎であっても，良好な内視鏡的治癒成績が得られている. 治癒が得られなかった症例は強皮症の 2 例，8 cm の巨大裂孔ヘルニアを有する症例であり，強皮症や巨大裂孔ヘルニア症例を除くと PPI 抵抗性逆流性食道炎患者でも全例の治癒が得られたことになる. 治癒が得られなかった 3 例に対しては，食道・胃内 pH モニタリングが行われているが，3 例中 2 例では胃内 pH 4 以上の時間率は 40% 後半の数値であり，ボノプラザン 20 mg 投与でも十分な酸抑制が得られていなかった. 治験での PPI 抵抗性逆流性食道炎に対するボノプラザン 20 mg，40 mg の有効性を検討した報告[3] では，ボノプラザン 20 mg 群では十分な胃酸抑制が得られていない症例がまれに存在するものの全体での胃内 pH 4 以上の時間率は平均 96% であった. 一方，ボノプラザン 40 mg 群では，胃内 pH 4 以上の時間率は 100% に達していた. ボノプラザン 20 mg 投与も粘膜傷害の治癒が得られない場合には，胃・食道 pH モニタリングを行い，胃酸の抑制状態，食道内の酸曝露状況を調べるべきである. 酸抑制が不十分な場合には，ボノプラザン 40 mg 投与により，更なる酸分泌抑制が得られる可能性が高いが，ボノプラザン 40 mg 投与は保険適用外であり，現実的な対応としては，GERD 診療ガイドライン（第 2 版）で示された PPI 抵抗性逆流性食道炎への対応と同様に，アルギン酸，消化管運動機能改善薬，六君子湯の投与が行われる. いまだ実臨床における P-CAB 抵抗性逆流性食道炎の報告は少なく，今後は実臨床における P-CAB 抵抗性逆流性食道炎患者の臨床像，24 時間胃・食道内 pH モニタリングのデータおよび治療に関するデータを収集する必要がある.

　P-CAB は NERD 患者に対する保険適用はないが，強力な胃酸抑制は明らかであり，酸逆流により症状を有する PPI 抵抗性 GERD 患者に対しては，現実的な対応として P-CAB が使用されることもあると思われる. いまだ報告は少ないが P-CAB 抵抗性 NERD，GERD（主に NERD）患者の原因を検討した報告[4~7] によると，症状のほとんどは酸以外の逆流（弱酸逆流）や機能性胸やけによるものであった. この結果はボノプラザン 20 mg の内服により，酸逆流症状である可能性はほぼ否定されることを意味する. P-CAB に抵抗する NERD 患者では，専門施設において特殊検査（食道インピーダンス・pH 検査，食道内圧検査）を行い，症状の原因を同定し，その原因に基づく治療を行うことが重要である.

第4章 内科的治療

## ▌文献▌

1) Ashida K, Sakurai Y, Hori T, et al. Randomised clinical trial: vonoprazan, a novel potassium-competitive acid blocker, vs. lansoprazole for the healing of erosive oesophagitis. Aliment Pharmacol Ther 2016; **43**: 240-251 (ランダム)

2) Hoshino S, Kawami N, Takenouchi N, et al. Efficacy of vonoprazan for proton pump inhibitor-resistant reflux esophagitis. Digestion 2017; **95**: 156-161 (ケースシリーズ)

3) Iwakiri K, Sakurai Y, Shiino M, et al. A randomized, double-blind study to evaluate the acid-inhibitory effect of vonoprazan (20 mg and 40 mg) in patients with proton-pump inhibitor-resistant erosive esophagitis. Therap Adv Gastroenterol 2017; **10**: 439-451 (ランダム)

4) Kawami N, Hoshino S, Hoshikawa Y, et al. Pathogenesis of Potassium-Competitive Acid Blocker-Resistant Non-Erosive Reflux Disease. Digestion 2018; **98**: 194-200 (ケースシリーズ)

5) Masaoka T, Kameyama H, Yamane T, et al. Pathophysiology of Potassium-competitive Acid Blocker-refractory Gastroesophageal Reflux and the Potential of Potassium-competitive Acid Blocker Test. J Neurogastroenterol Motil 2018; **24**: 577-583 (ケースシリーズ)

6) Akiyama J, Hosaka H, Kuribayashi S, et al. Efficacy of Vonoprazan, a Novel Potassium-Competitive Acid Blocker, in Patients with Proton Pump Inhibitor-Refractory Acid Reflux. Digestion 2020; **101**: 174-183 (ケースシリーズ)

7) Hamada S, Ihara E, Ikeda H, et al. Clinical Characterization of Vonoprazan-Refractory Gastroesophageal Reflux Disease. Digestion 2021; **102**: 197-204 (ケースシリーズ)

# FRQ **4-3**

## 初期治療に反応する NERD の長期管理については，PPI と P-CAB のどちらによる間欠療法，オンデマンド療法を推奨するか？

### 回答

● 初期治療に反応する NERD の長期管理については，PPI と同様に P-CAB も有用である可能性がある．

### 解説

　GERD 診療ガイドライン（第 2 版）での NERD に対する第一選択薬は PPI であるが，PPI の有効性は約半数である．残り半数の患者の症状の主な原因として，酸以外の逆流（弱酸，非酸逆流），食道運動異常症，好酸球性食道炎，機能性胸やけ（逆流や食道運動異常と症状の関連が明らかでない）などがあげられている[1]．PPI が有効である場合の NERD 患者の症状の原因は胃酸逆流によるものである．NERD は食道粘膜傷害を認めない逆流症であることから，治療としては，逆流症状のコントロールが最も重要である．現状では NERD 患者に対する維持療法は PPI の継続治療（症状を有する期間の PPI の間欠療法）が主流であり，オンデマンド療法の報告は少ない．新規酸分泌抑制薬である P-CAB に関しては，NERD に対する保険適用はないが，酸逆流により症状を訴える NERD 患者に対しては P-CAB も有効であると考えられるが，P-CAB の NERD に対するデータはほとんどない．

　軽症逆流性食道炎と NERD 患者を対象とした PPI によるオンデマンド療法のシステマティクレビューとメタアナリシスでは，現治療（PPI によるオンデマンド療法または継続的治療）の継続を望まないことを主要評価項目にした場合には両治療法による違いはなかったが，NERD 患者のみを対象にした場合には，PPI でのオンデマンド療法は継続的な PPI 治療に比べ有効であった報告されている[2]．また，PPI とプラセボによるオンデマンド療法の比較では，PPI によるオンデマンド療法の有効性が明らかとなっている[2]．このメタアナリシスの結果からは，軽症逆流性食道炎，NERD に対する PPI でのオンデマンド療法は継続的な PPI 治療と同様またはより有効であると考えられる．その他，PPI に反応した軽症逆流性食道炎，NERD に対するオンデマンド療法の報告をみると，内服錠数の低下に伴う医療費の削減効果も報告されている[3]．しかし，PPI によるオンデマンド療法の内服錠数をみると，毎日 PPI を内服しないで管理（2〜6 錠/週）できた割合は 33％であり，残りの 67％の患者は PPI によるオンデマンド療法では十分なコントロールが得られていない[4]．

　P-CAB による NERD 患者に対するオンデマンド療法の成績は一報のみである[5]．その報告では PPI 維持療法に満足していた NERD 患者に対して，逆流症状出現時にボノプラザン 20 mg を患者の判断で内服するオンデマンド療法を行ったが，満足度は PPI 維持療法と同様であり，8 週間にボノプラザン 20 mg を内服した錠数は中央値で 11 錠（内服総数 3〜28 錠）であったことから，有用な治療法である可能性がある．今後，初期治療において酸分泌抑制療法が有効であった NERD 患者に対する PPI，P-CAB よる間欠療法，オンデマンド療法の有効性を比較検討する

ことにより，本 FRQ に対する回答が得られるであろう．

なお，現在本邦において，P-CAB の NERD に対する保険適用はない．

### 文献

1) Fass R. Erosive esophagitis and nonerosive reflux disease (NERD): comparison of epidemiologic, physiologic, and therapeutic characteristics. J Clin Gastroenterol 2007; **41**: 131-137

2) Khan Z, Alastal Y, Khan MA, et al. On-Demand Therapy with Proton Pump Inhibitors for Maintenance Treatment of Nonerosive Reflux Disease or Mild Erosive Esophagitis: A Systematic Review and Meta-Analysis. Gastroenterol Res Pract 2018; **12**: 6417526（メタ）

3) Meineche-Schmidt V, Juhl HH, Østergaard JE, et al. Costs and efficacy of three different esomeprazole treatment strategies for long-term management of gastro-oesophageal reflux symptoms in primary care. Aliment Pharmacol Ther 2004; **19**: 907-915（ランダム）

4) van der Velden AW, de Wit NJ, Quartero AO, et al. Pharmacological dependency in chronic treatment of gastroesophageal reflux disease: a randomized controlled clinical trial. Digestion 2010; **81**: 43-52（ランダム）

5) Hoshikawa Y, Kawami N, Hoshino S, et al. Efficacy of on-demand therapy using 20-mg vonoprazan for non-erosive reflux disease. Esophagus 2019; **16**: 201-206（ケースシリーズ）

# FRQ 4-4

## GERD 治療薬として，P-CAB の長期維持療法は安全か？

### 回答

● P-CAB による短期投与の安全性は高いが，長期投与に際しては注意深い観察が必要である．

### 解説

　P-CAB は GERD をはじめとする酸関連疾患治療に優れた効果を示し高く評価されているが，長期投与の安全性については不明である．近年，本邦から，低用量アスピリン投与時の消化性潰瘍の再発予防試験が報告されており，最長 2 年間の P-CAB 投与期間中に重篤な副作用はみられていない[1]．GERD が慢性疾患であることを考慮すると，治療が長期に及ぶ可能性がある．さらに重症逆流性食道炎では積極的に維持療法を行うことがガイドライン上も推奨されており[2]，その長期維持療法の安全性を明らかにしておくことは極めて重要と考えられる．現時点で，P-CAB の長期維持療法によるリスクの多くは，PPI のそれと同様に考えられている．ただし，PPI と異なる点として，強力な酸分泌抑制に伴う高ガストリン血症がより強く発現する点，腸管感染症に関する懸念，薬物代謝経路の異なる点があげられる．

　P-CAB を 1 日 1 回 10 mg，または 20 mg を経口投与すると，血清ガストリン値は持続的に高値を示す[3]．血清ガストリン値は P-CAB 投与直後から上昇を始め，1 ヵ月程度でほぼプラトーに達し，投与終了後には 1 ヵ月前後で速やかに回復する．逆流性食道炎維持療法の臨床試験における血清ガストリン値の 24 週間の推移をみると，P-CAB 群は PPI 群より高値で，かつ用量依存性が認められている[4]．また，PPI 抵抗性 GERD への P-CAB 投与試験では，PPI 服用時の血清ガストリン値が，P-CAB 投与後に有意に上昇したことが示されている[5]．一方で，逆流性食道炎の 52 週間の P-CAB を用いた維持療法試験では，血清ガストリン高値がみられているが，胃粘膜には明らかな変化を認めていない[6]．現時点で，ヒトでは PPI による高ガストリン血症からのカルチノイド発生は否定的である．今後，P-CAB についても長期観察による検証が必要である．

　酸分泌抑制は経口摂取した細菌への殺菌効果を減じるため，*Clostridioides difficile* をはじめ，サルモネラ，カンピロバクターなどの消化管感染症が増加する可能性が懸念される．PPI の処方率と上記感染症の発症率とは必ずしも相関はみられないが[7]，PPI と *Clostridioides difficile* 腸炎に関するメタアナリシスでは，オッズ比 2.15（1.81〜2.55）が示されており，特に高齢入院患者では酸分泌抑制の関連を考慮する必要がある[8]．超高齢者，重篤な基礎疾患を有する患者に対する P-CAB 長期投与の安全性についても検証が必要である．

　P-CAB は主として肝薬物代謝酵素 CYP3A4 で代謝され，一部 CYP2B6，CYP2C19 および CYP2D6 で代謝される．さらに胃酸分泌抑制作用により，PPI と同様に併用薬剤の吸収を促進または抑制する可能性があり注意が必要である．

　現在，逆流性食道炎に対して P-CAB による 5 年間の維持療法の臨床効果と安全性に関する前向き試験が本邦で進行中であり，今後試験の結果が待たれる[9]．

第4章　内科的治療

## ▌文献▌

1) Kawai T, Oda K, Funao N, et al. Vonoprazan prevents low-dose aspirin-associated ulcer recurrence: randomised phase 3 study. Gut 2018; **67**: 1033-1041 （ランダム）

2) Iwakiri K, Kinoshita Y, Habu Y, et al. Evidence-based clinical practice guidelines for gastroesophageal reflux disease 2015. J Gastroenterol 2016; **51**: 751-767 （ガイドライン）

3) Jenkins H, Sakurai Y, Nishimura A, et al. Randomised clinical trial: safety, tolerability, pharmacokinetics and pharmacodynamics of repeated doses of TAK-438 (vonoprazan), a novel potassium-competitive acid blocker, in healthy subjects. Aliment Pharmacol Ther 2015; **41**: 636-648 （ランダム）

4) Ashida K, Sakurai Y, Nishimura A, et al. Randomised clinical trial: a dose-ranging study of vonoprazan, a novel potassium-competitive acid blocker, vs. lansoprazole for the treatment of erosive oesophagitis. Aliment Pharmacol Ther 2015; **42**: 685-695 （ランダム）

5) Akiyama J, Hosaka H, Kuribayashi S, et al. Efficacy of Vonoprazan, a Novel Potassium-Competitive Acid Blocker, in Patients with Proton Pump Inhibitor-Refractory Acid Reflux. Digestion 2020; **101**: 174-183 （横断）

6) Tanabe T, Hoshino S, Kawami N, et al. Efficacy of long-term maintenance therapy with 10-mg vonoprazan for proton pump inhibitor-resistant reflux esophagitis. Esophagus 2019; **16**: 377-381 （横断）

7) Brophy S, Jones KH, Rahman MA, et al. Incidence of Campylobacter and Salmonella infections following first prescription for PPI: a cohort study using routine data. Am J Gastroenterol 2013; **108**: 1094-1100 （コホート）

8) Deshpande A, Pant C, Pasupuleti V, et al. Association between proton pump inhibitor therapy and Clostridium difficile infection in a meta-analysis. Clin Gastroenterol Hepatol 2012; **10**: 225-233 （メタ）

9) Uemura N, Kinoshita Y, Haruma K, et al. Rationale and design of the VISION study: a randomized, open-label study to evaluate the long-term safety of vonoprazan as maintenance treatment in patients with erosive esophagitis. Clin Exp Gastroenterol 2018; **11**: 51-56

# 第5章
# 外科的治療

## 外科的治療の適応となる GERD はどのような病態のものか？

回答

● PPI 抵抗性 GERD，長期的な PPI の維持投与を要する GERD，GER を起因とした喘息，嗄声，咳嗽，胸痛，誤嚥などの食道外症状を有する GERD は外科的治療を検討する．

解説

　この BQ に関しては，これまでに作成されたガイドラインのなかで論じられている．

　Society of American Gastrointestinal and Endoscopic Surgeons（SAGES）から発表された GERD に対する外科治療のガイドライン[1] のなかで，手術適応として以下をあげている．

　①内科的に管理がうまくいかない場合（症状のコントロールがうまくいかない，不十分な酸分泌抑制による激しい逆流や薬の副作用）

　②内科的にうまく管理されているものの，QOL の考慮，長期的な内服の必要性や薬の費用などによるもの

　③Barrett 食道や狭窄など GERD の合併症を有した場合

　④喘息，嗄声，咳嗽，胸痛，誤嚥などの食道外症状を有した場合

　European Association of Endoscopic Surgery（EAES）からは，GERD の長期的治療の必要性が認められることが必須としたうえで，継続的に QOL が低下している患者，不快な症状が継続している患者，およびもしくは適切な PPI 治療が行われているにもかかわらず病気の進行が認められる患者に対して腹腔鏡下逆流防止手術が勧められる[2] としている．

　また GERD と確定診断されている患者，PPI 反応症例，PPI 依存症例および適切な PPI 投与により QOL が保たれている症例に対しても，患者が望めば手術を考慮する[2] としている．

　韓国からは 2018 年 GERD の外科治療に対するガイドラインが出ている．そのなかのステートメントに，「PPI 治療に反応が乏しい患者の多くは逆流防止手術の適応を考慮できる」や「食道外症状を認める GERD 患者に対して逆流防止手術を推奨する」などがある[3]．さらに Asia-Pacific consensus のなかのクリニカルクエスチョン 17「難治性の GERD 症状を認める患者に手術は治療の選択肢か？」に対するステートメントは「薬物療法に難治性の GERD 症状を認める患者に対して熟練医による手術は治療選択肢であり，客観的に GER が証明された患者に対してのみ推奨する．」[4] とある．

　本邦からは PPI 投与にもかかわらず QOL が障害されている場合，肺炎・咳嗽などの呼吸器症状，GER が検査で確認できかつ症状と逆流の間に因果関係が証明された症例，PPI 抵抗性逆流性食道炎や巨大食道裂孔ヘルニアの合併などがあげられており[5]，治療成績も良好である[6]．

　2015 年 2 月，PPI よりもさらに強力な酸分泌抑制薬である P-CAB であるボノプラザンが発売された．今後，症状や QOL に対する薬剤抵抗性，難治性という観点から手術適応となる患者の変動はあると思われるが，現状として，PPI 抵抗性 GERD，PPI の長期投与が必要な症例，インピーダンス・pH 検査などにより GER が原因と同定された食道外症状を認める症例などは，客

観的病態評価のもと手術を考慮してよいと考えられる.

## 文献

1） Stefanidis D, Hope WW, Kohn GP, et al. Guidelines for surgical treatment of gastroesophageal reflux disease. Surg Endosc 2010; **24**: 2647-2669（ガイドライン）
2） Fuchs KH, Babic B, Breithaupt W, et al. EAES recommendations for the management of gastroesophageal reflux disease. Surg Endosc 2014; **28**: 1753-1773（ガイドライン）
3） Fock KM, Talley N, Goh KL, et al. Asia-Pacific consensus on the management of gastro-oesophageal reflux disease: an update focusing on refractory reflux disease and Barrett's oesophagus. Gut 2016; **65**: 1402-1415（ガイドライン）
4） Seo HS, Choi M, Son SY, et al. Evidence-based practice guideline for surgical treatment of gastroesophageal reflux disease 2018. J Gastric Cancer 2018; **18**: 313-327（ガイドライン）
5） 小村伸朗, 矢野文章, 柏木秀幸. GERD に対する鏡視下手術. 消化器外科 2013; **36**: 560-570（横断）
6） Omura N, Yano F, Tsuboi K, et al. Surgical results of laparoscopic Toupet fundoplication for gastroesophageal reflux disease with special reference to recurrence. Esophagus 2018; **15**: 217-223（ケースコントロール）

第5章 外科的治療

# GER 防止手術の長期成績は PPI 治療と同等以上か？

### 回答

● GER 防止手術の長期成績として，胸やけや逆流など GERD 主症状の制御率は高いが，PPI 治療と比較して同等以上とまではいえない．

### 解説

　GERD に対する薬物療法として PPI は有効であるが，逆流自体を防ぐことはできないため病態生理学的な治療法ではない[1]．よって，治療中止により再発しやすく維持療法が必要となる場合が多い．一方外科治療は，逆流防止機構を再建し GERD の病因を生理学的かつ機械的に改善する根本治療であり[2]，この点において維持療法より優れているといえる．

　腹腔鏡下逆流防止手術（laparoscopic anti-reflux surgery：LARS）の導入により外科治療は欧米諸国を中心に急速に普及し，今日では手術の安全性と有効性が確立されている．また，海外における逆流防止手術の術後 10 年以上の長期成績は施設間で差はあるものの，胸やけや逆流など GERD 主症状の制御率は 70～90％と概ね良好である[3]．一方，わが国においても手術件数は右肩上がりに増加しているものの，限られた施設において実施されているのが現状で，手術適応や長期成績に関してエビデンスレベルの高い報告は本邦からは発信されていない[3]．

　海外における維持療法と腹腔鏡下手術との RCT のシステマティックレビューでは，少なくとも術後 1 年までにおいては一般的な健康指標および GERD 特異的症状いずれも有意に改善がみられている[4]．しかし，長期的に PPI 維持療法に代わりうる治療であるか否かは今後の課題のひとつである[5]．

　維持療法の問題点は，PPI 長期使用による身体への影響に対する懸念であり，カルチノイド腫瘍発生，消化管感染症・腸内細菌への影響や薬物相互作用などの問題がある（CQ 4-6 参照）．一方 Freedberg らは PPI の長期使用による潜在的なリスクはなく，GERD 患者には PPI を投与すべきであると報告しており[6]，PPI 長期投与も LARS も身体への安全面に関しては概ね担保されているものと考えられる．

　LOTUS トライアルでは，エソメプラゾール投与群と LARS 施行群の 5 年後成績を比較したところ，胸やけ症状は各々16％ vs. 8％で有意差なし，酸逆流は 13％ vs. 2％で LARS が有意に抑制していたが，逆につかえ感，膨満感，鼓腸の出現率は LARS が高頻度であり，最終的な寛解維持率は 92％ vs. 85％で PPI が勝っていた[7]．一方 Emken らは，LARS はエソメプラゾールよりも 6 ヵ月後と 5 年後の時点で有意に酸逆流を抑制した[8] と報告し，さらに Hatlebakk らは，2016 年に Open ARS，オメプラゾールともに 10 年後も胃から食道への酸逆流を抑えた[9] と報告しており，GER 防止手術の長期成績と PPI 維持治療に関する優劣について一定の見解は得られていない．

　なお Attwood らは，SOPRAN study と LOTUS study 合わせて計 812 人を 12 年間観察したが，胃の前癌病態や神経内分泌腫瘍発生に関して LARS 群と PPI 群との間に差はなく，両治療法ともに malignant potential に問題性がない[10] ことを報告している．

## 文献

1) Herbella FAM, Schlottmann F, Patti MG. Antireflux Surgery and Barrett's Esophagus: Myth or Reality? World J Surg 2018; **42**: 1798-1802 (横断)

2) Moore M, Afaneh C, Benhuri D, et al. Gastroesophageal reflux disease: A review of surgical decision making. World J Gastrointest Surg 2016; **8**: 77-83 (メタ)

3) 小村伸朗, 矢野文章, 坪井一人, ほか. GERD に対する腹腔鏡下手術—適応・手術方法・長期成績. 消化器内視鏡 2017; **29**: 1694-1699 (横断)

4) Wileman SM, McCann S, Grant AM, et al. Medical versus surgical management for gastro-oesophageal reflux disease (GORD) in adults. Cochrane Database Syst Rev 2010; **3**: CD003243 (メタ)

5) 柏木秀幸, 矢野文章, 小村伸朗. わが国の GERD の外科治療. The GI Forefront 2012; **8**: 40-43 (横断)

6) Freedberg DE, Kim LS, Yang YX. The Risks and Benefits of Long-term Use of Proton Pump Inhibitors: Expert Review and Best Practice Advice From the American Gastroenterological Association. Gastroenterology 2017; **152**: 706-715 (メタ)

7) Galmiche JP, Hatlebakk J, Attwood S, et al. Laparoscopic antireflux surgery vs esomeprazole treatment for chronic GERD: the LOTUS randomized clinical trial. JAMA 2011; **305**: 1969-1977 (ランダム)

8) Emken BG, Lundell LR, Wallin L, et al. Effects of omeprazole or anti-reflux surgery on lower oesophageal sphincter characteristics and oesophageal acid exposure over 10 years. Scand J Gastroenterol 2017; **52**: 11-17 (ランダム)

9) Hatlebakk JG, Zerbib F, Bruley des Varannes S, et al. Gastroesophageal Acid Reflux Control 5 Years After Antireflux Surgery, Compared With Long-term Esomeprazole Therapy. Clin Gastroenterol Hepatol 2016; **14**: 678-685 (ランダム)

10) Attwood SE, Ell C, Galmiche JP, et al. Long-term safety of proton pump inhibitor therapy assessed under controlled, randomised clinical trial conditions: data from the SOPRAN and LOTUS studies. Aliment Pharmacol Ther 2015; **41**: 1162-1174 (ランダム)

第5章 外科的治療

# 外科的治療は PPI 治療よりも費用対効果が良好か？

### 回答

● 長期的に PPI 治療が必要な場合，費用対効果の観点から外科的治療を考慮する必要があるが，費用対効果が良好であるとは言及できない．

### 解説

　PPI は GERD 治療の代表的薬物であり，典型的な症状を有する患者の初期治療において最も費用対効果が高い[1]．また，PPI より強い酸分泌抑制作用を有し，即効性でかつ作用時間も長い P-CAB であるボノプラザンが 2015 年 2 月に本邦で発売開始となり，GERD に対するさらなる治療効果が期待されている．しかしながら，GER 自体を制御する薬剤は存在しない[2]．そのため，長期的な内服が必要となり継続的にコストがかかることや副作用に対する懸念がある．

　一方逆流防止手術は，費用対効果が高く多くの患者に支持されている[3]．欧米諸国では外科的治療と PPI 治療の費用対効果に関して，近年ではマルコフモデルを用いた解析[4]やシステマティックレビュー[1]，非ランダム化比較試験[5]が行われているが，結果として，高用量の PPI や5 年を超える長期的な PPI 治療を要する GERD に対しては腹腔鏡下噴門形成術を考慮すべきであると結論づけているものの，断言するまでにはいたっていない．また日本と比較してデータの多い欧米との医療コストは異なるため，欧米での検討結果をそのままあてはめることは不適切である．そして，日本ではいまだ十分な検討は行われていないのが現状である[6]．以上より，費用対効果の比較に関する言及は現状ではできない．

　なお，現在本邦において，高用量 PPI の GERD に対する保険適用はない．

### 文献

1) Gawron AJ, French DD, Pandolfino JE, et al. Economic evaluations of gastroesophageal reflux disease medical management. Pharmacoeconomics 2014; **32**: 745-758（メタ）
2) 矢野文章，小村伸朗，矢永勝彦．逆流性食道炎に対する腹腔鏡下逆流防止手術．日本臨牀 2016; **74**: 1316-1321（横断）
3) Amer MA, Smith MD, Khoo CH, et al. Network meta-analysis of surgical management of gastro-oesophageal reflux disease in adults. Br J Surg 2018; **105**: 1398-1407（メタ）
4) Funk LM, Zhang JY, Drosdeck JM, et al. Long-term cost-effectiveness of medical, endoscopic and surgical management of gastroesophageal reflux disease. Surgery 2015; **157**: 126-136（メタ）
5) Faria R, Bojke L, Epstein D, et al. Cost-effectiveness of laparoscopic fundoplication versus continued medical management for the treatment of gastro-oesophageal reflux disease based on long-term follow-up of the REFLUX trial. Br J Surg 2013; **100**: 1205-1213（非ランダム）
6) 羽生泰樹，青井一憲，高橋和人，ほか．GERD の維持療法における選択肢としての外科手術の評価—費用効果の観点から．消化器内科 2010; **50**: 222-225（横断）

# BQ 5-4

## GER 防止手術の成績は外科医の経験と技能に左右されるか？

### 回答

● GER 防止手術の成績は外科医の経験と技能に左右されることもある.

### 解説

　外科的治療における手術手技の習熟度と手術成績との相関に関する検討は多くの術式で試みられているが，外科医の技能の評価は一般的には困難で，経験年数や症例数と手術成績との検討を行った報告がほとんどであった．しかし，最近の内視鏡下手術の導入により手術野の共有や保存といった手術手技の再現化ももたらされ，様々な技術評価が行われるようになっている．そのなかで，GER 防止手術においても，いわゆる learning curve という視点から技術習得の成果を論じたものがみられるようになっているがエビデンスレベルの高い報告はない．そのなかでは差はないとする報告も少なくない[1~4]が経験と技能に左右されるという報告も散見する[5~8].

### 文献

1) Sandbu R, Khamis H, Gustavsson S, et al. Laparoscopic antireflux surgery in routine hospital care. Scand J Gastroenterol 2002; **37**: 132-137（ケースコントロール）
2) Contini S, Scarpignato C. Does the learning phase influence the late outcome of patients with gastroesophageal reflux disease after laparoscopic fundoplication? Surg Endosc 2004; **18**: 266-271（ケースコントロール）
3) Contini S, Bertile A, Nervi G, et al. Quality of life for patients with gastroesophageal reflux disease 2 years after laparoscopic fundoplication: evaluation of the results obtained during the initial evidence. Surg Endosc 2002; **16**: 1555-1560（ケースコントロール）
4) Hwang H, Turner LJ, Blair NP. Examining the learning curve of laparoscopic fundoplication at an urban community hospital. Am J Surg 2005; **189**: 522-526（ケースコントロール）
5) Luostarinen ME, Isolauri JO. Surgical experience improves the long-term results of Nissen fundoplication. Scand J Gastroenterol 1999; **34**: 117-120（ケースコントロール）
6) Salminen P, Hiekkanen H, Laine S, et al. Surgeons' experience with laparoscopic fundoplication after the early personal experience: does it have an impact on the outcome? Surg Endosc 2007; **21**: 1377-1382（ケースコントロール）
7) Brown CN, Smith LT, Watson DI, et al. Outcomes for trainees vs experienced surgeons undertaking laparoscopic antireflux surgery - is equipoise achieved? J Gastrointest Surg 2013; **17**: 1173-1180（ケースコントロール）
8) Jolley J, Lomelin D, Simorov A, et al. Resident involvement in laparoscopic procedures does not worsen clinical outcomes but may increase operative times and length of hospital stay. Surg Endosc 2016; **30**: 3783-3791（ケースコントロール）

第5章　外科的治療

# 逆流性食道炎の外科的治療として，Nissen 法は Toupet 法より優れているか？

## 回答

● 逆流防止効果について Nissen 法と Toupet 法は同等と考えられる．術後早期の嚥下障害を回避するには非全周性の Toupet 手術が適しており短期的には Toupet 手術のほうが優れている．

## 解説

　逆流性食道炎に対する外科的治療の目標は，確実な GER 防止とともに嚥下障害や腹部膨満などの合併症を最小にすることである．術後早期の嚥下障害を回避するには非全周性の Toupet 法が適している．欧米では開腹手術の時代から多くの比較検討がなされており，近年では腹腔鏡下手術における 2 つのメタアナリシスで，両者で治療効果および安全性に差はなく，術後の嚥下障害や腹部膨満といった合併症は有意に Toupet 法で少ないことが示された[1,2]．さらに，5 年以上の長期成績においても両者で治療効果に差はないことが報告されており[3,4]，今後は外科的治療の標準術式として腹腔鏡下 Toupet 法が提案される．

## 文献

1) Tan G, Yang Z, Wang Z. Meta-analysis of laparoscopic total (Nissen) versus posterior (Toupet) fundoplication for gastro-oesophageal reflux disease based on randomized clinical trials. ANZ J Surg 2011; **81**: 246-252（メタ）

2) Broeders JAJL, Mauritz FA, Ali UA, et al. Systematic review and meta-analysis of laparoscopic Nissen (posterior total) versus Toupet (posterior partial) fundoplication for gastro-oesophageal reflux disease. Br J Surg 2010; **97**: 1318-1330（メタ）

3) Hafez J, Wrba F, Lenglinger J, et al. Fundoplication for gastroesophageal reflux and factors associated with outcome 6 to 10 years after the operation: multivariate analysis of prognostic factors using the propensity score. Surg Endosc 2008; **22**: 1763-1768（非ランダム）

4) Tian ZC, Wang B, Shan CX, et al. A Meta-Analysis of Randomized Controlled Trials to Compare Long-Term Outcomes of Nissen and Toupet Fundoplication for Gastroesophageal Reflux Disease. PLoS One 2015; **10**: e0127627（メタ）

# BQ 5-6

## 開腹手術に比べ腹腔鏡下手術は有用か？

### 回答
● 開腹手術に比べ腹腔鏡下手術は有用である．

### 解説

従来は開腹により行われていた GER 防止手術も，現在ではほとんどが腹腔鏡下に行われるようになっている．手術侵襲の軽減に基づく疼痛の緩和，入院日数の短縮と早期社会復帰，総合的なコストの削減などに加え，手術における視野の共有や安全性の向上まで示されている[1~10]．日本ではいまだ系統的な比較試験の成績は報告されていないが，欧米のエビデンスはおおむね日本にも通用すると考えられる．

### 文献

1) Stein HJ, Feussner H, Siewert JR, et al. Antireflux surgery: a current comparison of open and laparoscopic approaches. Hepatogastroenterology 1998; **45**: 1328-1337（ケースシリーズ）

2) Zaninotto G, Molena D, Ancona E. A prospective multicenter study of laparoscopic treatment of gastroesophageal reflux disease in Italy: type of surgery, conversions, complications, and early results. Surg Endosc 2000; **14**: 282-288（コホート）

3) Hakanson BS, Thor KB, Thorell A, et al. Open vs laparoscopic partial posterior fundoplication. Surg Endosc 2007; **21**: 289-298（ランダム）

4) Cuschieri A, Hunter J, Wolfe B, et al. Multicenter prospective evaluation of laparoscopic antireflux surgery: preliminary report. Surg Endosc 1993; **7**: 505-510（コホート）

5) Valaovich V. Comparison of symptomatic and quality of life outcomes of laparoscopic versus open antireflux surgery. Surgery 1999; **126**: 782-789（非ランダム）

6) Trullenque Juan R, Torres Sanchez T, Marti Martinez E, et al. Surgery for gastroesophageal reflux disease: a coparative study between the open and laparoscopic approaches. Rev Esp Enferm Dis 2005; **97**: 328-337（非ランダム）

7) Rattner DW, Brooks DC. Patients satisfaction following laparoscopic and antireflux surgery. Arch Surg 1995; **130**: 289-294（非ランダム）

8) Franzen T, Anderberg B, Tibbling Grahn L, et al. Prospective evaluation of laparoscopic and open 360* fundoplication in mild and severe gastro-oesophageal reflux disease. Eur J Surg 2002; **168**: 539-554（ランダム）

9) Franzen T, Anderberg B, Wiren M, et al. Long-term outcome is worse after laparoscopic than after conventional Nissen fundoplication. Scand J Gastroenterol 2005; **40**: 1261-1268（ランダム）

10) Peters JH, DeMeester TR. Indications, benefits and outcome of laparoscopic Nissen fundoplication. Dig Dis 1996; **14**: 169-179（ケースコントロール）

第5章 外科的治療

# 薬物治療抵抗性逆流性食道炎に対する外科的治療は有用か？

### 推奨

● PPI 抵抗性逆流性食道炎に対する逆流防止手術は効果の期待できる治療法として提案する.

**【推奨の強さ：弱（合意率：100%），エビデンスレベル：B 】**

### 解説

　逆流性食道炎は食道内への胃内容物の逆流により食道粘膜傷害をきたす病態であり，胸やけを主とする多彩な逆流関連症状をきたし QOL の著しい低下を招く疾患である[1,2]．これまでに GERD 患者を対象とした検討で，腹腔鏡下逆流防止手術は優れた症状改善効果を持ち，PPI 治療と比較して遜色ない成績が報告されている（BQ 5-2 も参照）[3,4]．しかしながら，厳密に PPI 抵抗性逆流性食道炎症例のみを対象とした外科的治療 vs. 内科的治療の治療成績に関する RCT はほとんど存在しない．最近，唯一 PPI 抵抗性胸やけに対する多施設 RCT の成績が報告された[5]．この RCT では食道インピーダンス・pH 検査により逆流関連の胸やけ症例だけが厳密に対象として選択されており，多くの機能性胸やけ症例は対象から除外されている．結果の要旨として，外科的治療（腹腔鏡下 Nissen 噴門形成術）の 1 年における奏効率が 67% であったのに対し，オメプラゾール＋バクロフェン加えて症状に合わせたデシプラミン内服例では 28%，オメプラゾール＋プラセボ内服例では 12% であり，オメプラゾール＋α（内科的治療）に対する外科的治療の優位性が証明された（各 $p < 0.05$）．本検討では GERD 症状のターゲットが胸やけのみではあったものの，GERD 関連症状として最も頻度の高い症状における外科的治療の有用性が RCT で示されたことから，PPI 抵抗性逆流性食道炎患者に対する外科的治療は有効と考えられる．

　外科的治療である噴門形成術は噴門部での逆流防止機構の再構築を目的とする術式であり，理論的には胃内容の食道への逆流の大半を抑制できることから，胸やけだけでなく胸やけ以外の逆流起因症状や逆流性食道炎に対する治療効果は期待できる．しかしながら本来は，PPI 常用量を 6～8 週間服用しても治癒しない逆流性食道炎症例のみを対象とした外科的治療のコホート研究や PPI＋α（消化管運動機能改善薬，粘膜保護薬，漢方薬など）の内科的治療 vs. 外科的治療の RCT による成績が示されることで，「薬物治療（PPI）抵抗性逆流性食道炎に対する外科的治療は有用か？」という CQ に対する回答が得られる．

　なお，現在本邦において，バクロフェン，デシプラミンの逆流性食道炎に対する保険適用はない.

### 文献

1) Vakil N, van Zanten SV, Kahrilas P, et al. Global Consensus Group. The Montreal definition and classification of gastro-esophageal reflux disease: a global evidence-based consensus. Am J Gastroenterol 2006; **101**: 1900-1920（ガイドライン）

2) Hansen JM, Wildner-Christensen M, Schaffalittzky de Muckadell OB. Gastroesophageal reflux symptoms in a Danish population: a prospective follow-up analysis of symptoms, quality-of -life, and health-care use.Am J Gastroenterol 2009; **104**: 2394-2403（コホート）

3) Grant AM, Cotton SC, Boachie C, et al. REFLUX Trial Group. Minimal access surgery compared with medical management for gastro-oesophageal reflux disease: five year follow-up of a randomized controlled trial (REFLUX). BMJ 2013; **346**: f1908 (ランダム)

4) Galmiche JP, Hatlebakk J, Attwood S, et al. LOTUS Trial Collaborators. Laparoscopic antireflux surgery vs esomeprazole treatment for chronic GERD: the LOTUS randomized clinical trial. JAMA 2011; **305**: 1969-1977 (ランダム)

5) Spechler SJ, Hunter JG, Jones KM, et al. Randomized trial of medical versus surgical treatment for refractory heartburn. N Engl J Med 2019; **381**: 1513-1523 (ランダム)〔検索期間外文献〕

第5章 外科的治療

# 薬物治療抵抗性 NERD に対する外科的治療は有用か？

### 推奨

● PPI 抵抗性 NERD に対する外科的治療は，食道インピーダンス・pH 検査など
により症状と逆流との因果関係が証明されれば，効果の期待できる治療法のひ
とつとして提案する.

【推奨の強さ：**弱**（合意率：93%），エビデンスレベル：**C**】

### 解説

　NERD に対する治療として，PPI の投与が行われることが多いものの通常量の PPI では 30〜
40%程度しか症状改善にいたらないため，PPI 抵抗性 NERD の割合は高い．現在，食道インピー
ダンス・pH 検査の登場により詳細な病態把握が可能となり，いわゆる "機能性胸やけ" との境界
が鮮明となったことで，NERD 症例の手術適応を客観的に選定できつつある．外科的治療であ
る噴門形成術は GER 防止機構の再構築を行う術式であり，理論的には胃内容物の性状にかかわ
らず，胃から食道への逆流を制御できる．したがって，逆流と症状との間の相関が明らかとなっ
た場合，NERD 症例に対しても治療効果は期待できる．しかしながら噴門形成術後には食道下
部でのクリアランスが低下する症例が一部存在し，多少の唾液停滞などでも症状が引き起こさ
れる可能性があるため，特に食道過敏症状を持つ症例では注意を要する．NERD 症例に対する
噴門形成術の治療成績は良好とする報告が多く，症状改善効果は 80%以上と GERD 症例に対す
る治療効果と遜色なく，合併症発生頻度も許容範囲内であるが[1〜4]，PPI との直接比較を行った
検討はこれまでに報告がなく，外科的治療の優位性は証明できていない．また，これまでの外
科的治療に関する報告は，対象患者すべてに GER の証明がなされてはいない．また PPI の投与
に関しても，詳細に触れられてはいない．この観点から PPI 抵抗性 NERD に対する外科的治療
成績を真に論ずることは難しい．

　以上より，PPI 抵抗性 NERD に対する外科的治療は手術適応を慎重に検討する必要がある．
食道インピーダンス・pH 検査などにより GER が証明され，その GER が症状発現のトリガー
となっていることが明らかとなった場合には，外科的治療は治療方法のひとつと考えられる．

### 文献

1）Park JM, Chi KC. Antireflux surgery is equally beneficial nonerosive and erosive gastroesophageal reflux disease. Ann Surg Treat Res 2018; **95**: 94-99 （ケースコントロール）
2）Broeders JA, Draaisma WA, Smout AJ, et al. Long-term outcome of Nissen fundoplication in non-erosive and erosive gastro-oesophageal reflux disease. Br J Surg 2010; **97**: 845-852 （ケースコントロール）
3）Omura N, Kashiwagi H, Yano F, et al. Therapeutic effects of laparoscopic fundoplication for nonerosive gastroesophageal reflux disease. Surg Today 2006; **36**: 954-960 （ケースシリーズ）
4）Kamolz T, Granderath FA, Schweiger UM, et al. Laparoscopic Nissen fundoplication in patients with nonerosive reflux disease. Surg Endosc 2005; **19**: 494-500 （ケースコントロール）

# FRQ 5-1

## P-CAB 抵抗性逆流性食道炎に対する外科的治療は有用か？

### 回答

● P-CAB 抵抗性逆流性食道炎に関する外科的治療の報告はないが，有用である可能性がある.

### 解説

　P-CAB であるボノプラザンは 2015 年 2 月に本邦から発売された強力な酸分泌抑制薬である. GERD に対する治療効果は PPI より強く，PPI 抵抗性 GERD に対するボノプラザンの有効性はメタアナリシスにより示されている[1]. また PPI 抵抗性逆流性食道炎に対するボノプラザンの有効性も報告されている[2,3]. 'vonoprazan', 'GERD', 'esophagitis', 'surgery', 'fundoplication' をキーワードに検索した結果，P-CAB 抵抗性逆流性食道炎に関する外科的治療の報告は認められなかった. 外科的治療は逆流防止機構の再建であることから，食道内酸逆流時間や逆流性食道炎の程度にかかわらず治療効果が期待できる[4]ため，P-CAB 抵抗性逆流性食道炎にも効果がある可能性はある.

　P-CAB の治療効果は非常に高く，P-CAB 抵抗性逆流性食道炎で外科治療の対象となる患者はごく限られると考えられるが，今後の報告を期待したい.

### 文献

1) Miwa H, Igarashi A, Teng L, et al. Systematic review with network meta-analysis: indirect comparison of the efficacy of vonoprazan and proton-pump inhibitors for maintenance treatment of gastroesophageal reflux disease. J Gastroenterol 2019; **54**: 718-729（メタ）
2) Akiyama J, Hosaka H, Kuribayashi S, et al. Efficacy of vonoprazan, a novel potassium-competitive acid blocker, in patients with proton pump inhibitor-refractory acid reflux. Digestion 2019; **21**: 1-10（コホート）
3) Hoshino S, Kawami N, Takenouchi N, et al. Efficacy of vonoprazan for proton pump inhibitor-resistant reflux esophagitis. Digestion 2017; **95**: 156-161（コホート）
4) Hong D, Swanstrom LL, Khajanchee YS, et al. Postoperative objective outcomes for upright, supine, and bipositional reflux disease following laparoscopic nissen fundoplication. Arch Surg 2004; **139**: 848-852; discussion 852-854（ケースコントロール）

第5章　外科的治療

## P-CAB 抵抗性 NERD に対する外科的治療は有用か？

### 回答

● P-CAB 抵抗性 NERD に関する外科的治療の報告はないが，有用である可能性がある．

### 解説

　P-CAB であるボノプラザンは 2015 年 2 月に本邦から発売された強力な酸分泌抑制薬である．PPI 抵抗性 NERD に対する P-CAB の有効性を示す研究は少ないが，いくつかの比較的良好な報告がなされている[1,2]．

　'vonoprazan'，'NERD'，'esophagitis'，'surgery'，'fundoplication'をキーワードに検索した結果，P-CAB 抵抗性 NERD に関する外科的治療の報告は認められなかった．

　NERD は多彩な病態を含んでいる．食道インピーダンス・pH 検査などによって，逆流と症状との間に明らかな因果関係が認められた場合，P-CAB 抵抗性 NERD に対して外科的治療が有用である可能性は理論的にはある．わが国の GERD 患者の多くは NERD であることから，本邦からの今後の報告に期待したい．

### 文献

1) Niikura R, Yamada A, Hirata Y, et al. Efficacy of vonoprazan for gastroesophageal reflux symptoms in patients with proton pump inhibitor-resistant non-erosive reflux disease. Intern Med 2018; **57**: 2443-2450 (コホート)

2) Kinoshita Y, Sakurai Y, Shiino M, et al. Evaluation of the efficacy and safety of vonoprazan in patients with nonerosive gastroesophageal reflux disease: A phase III, randomized, double-blind, placebo-controlled, multicenter study. Curr Ther Res Clin Exp 2016; **81-82**: 1-7 (ランダム)

## 薬物治療抵抗性逆流性食道炎に対する経口内視鏡的治療は有用か？

### 回答

● GERD に対する経口内視鏡的治療は，様々な方法の報告があり，多くは安全性および有効性を示しているが長期的な検討はまだ不十分である．薬物治療抵抗性逆流性食道炎に対して有用である可能性がある．

### 解説

　GERD に対する内視鏡的治療は，2003 年ごろより欧米で盛んに行われるようになり，以下の3 つに分類できる．①噴門部に皺襞を形成する方法：EndoCinch™ 法 [1,2]，Full-thickness Plicator™ 法 [3]，Dilator-shaped Device 法 [4]，EsophyX® 法 [5] など．②LES 領域の筋層を変性させる方法：Stretta® 法 [6] など．③LES 領域に異物を挿入する方法：Enteryx® 法 [7]，Gatekeeper™ 法 [8] など．また最近は粘膜切除の瘢痕により逆流防止を行う方法（ARMS [9] や ESD-G [10]）も報告されている．いずれの方法も現時点ではわが国での保険診療としては認められていない．海外では薬物治療抵抗性逆流性食道炎に関するメタアナリシスもあり [11]，特に EsophyX® 法などの transoral incisionless fundoplication の治療療効果や安全性が認められたが [12]，長期的な治療効果の報告はなく，今後更なる経過観察および検討が必要である．

### 文献

1) Ozawa S, Kumai K, Higuchi K, et al. Short-term outcome of endoluminal gastroplication for the treatment of GERD: the first multicenter trial. J Gastroenterol 2009; **44**: 675-684（コホート）

2) Chen YK, Raijman I, Ben-Menachem T, et al. Long-term outcomes of endoluminal gastroplication: a U.S. multicenter trial. Gastrointest Endosc 2005; **61**: 659-667（コホート）

3) von Renteln D, Brey U, Riecken B, et al. Endoscopic full-thickness placation (Plicator) with two serially placed implants improves esophagitis and reduced PPI use and esophageal acid exposure. Endoscopy 2008; **40**: 173-178（コホート）

4) Filipi CJ, Stadlhuber RJ. Initial experience with new intraluminal device for GERD Barrett esophagus and obesity. J Gastrointest Surg 2010; **14**: 121-126（ケースシリーズ）

5) Testoni PA, Vailati C, Testoni S, et al. Transoral incisioness fundoplication (TIF 2.0) EsophyX for gastroesophageal reflux disease: long-term results and findings affecting outcome. Surg Endosc 2012; **26**: 1425-1435（コホート）

6) Liu H, Zhang J, Li J, et al. Improvement of clinical parameters in patients with gastroesophageal reflux disease after radiofrequency energy delivery. World J Gastroenterol 2011; **17**: 4429-4433（コホート）

7) Luis H, Devière J. Endoscopic implantation of enteryx for the treatment of gastroesophageal reflux disease: technique, pre-clinical and clinical experience. Gastrointest Endosc Clin N Am 2003; **13**: 191-200（ケースシリーズ）

8) Fockens P. Gatekeeper reflux repair system: technique, pre-clinical, and clinical experience. Gastrointest Endosc Clin N Am 2003; **13**: 179-189（ケースシリーズ）

9) Inoue H, Ito H, Ikeda H, et al. Anti-reflux mucosectomy for gastroesophageal reflux disease in the absence of hiatus hernia: a pilot study. Ann Gastroenterol 2014; **27**: 346-351（ケースシリーズ）

10) Ota K, Takeuchi T, Harada S, et al. A novel endoscopic submucosal dissection technique for proton pump inhibitor-refractory gastroesophageal reflux disease. Scand J Gastroenterol 2014; **49**: 1409-1413（ケースシリーズ）

第5章　外科的治療

11) Hillman L, Yadlapati R, Whitsett M, et al. Review of antireflux procedures for proton pump inhibitor non-responsive gastroesophageal reflux disease. Dis Esophagus 2017; **30**: 1-14（メタ）
12) McCarty TR, Itidiare M, Njei B, et al. Efficacy of transoral incisionless fundoplication for refractory gastroesophageal reflux disease: a systematic review and meta-analysis. Endoscopy 2018; **50**: 708-725（メタ）

# FRQ 5-4

## 薬物治療抵抗性 NERD に対する経口内視鏡的治療は有用か？

回 答

● GERD に対する経口内視鏡的治療は，様々な方法の報告があり，多くは安全性
および有効性を示しているが長期的な検討はまだ不十分である．さらに薬物治
療抵抗性 NERD に対する効果は不明である．

解説

　対象患者を薬物治療抵抗性 NERD に限定した経口内視鏡的治療の成績に関する報告は少ない
が，実際には薬物治療抵抗性逆流性食道炎として検討された報告のなかでのかなりの割合を
NERD が占めていることを考慮すると，薬物治療抵抗性 NERD にも経口内視鏡治療による治療
効果が有用な可能性はある．食道インピーダンス・pH 検査などによる厳密な診断と治療効果の
評価が望まれる．

文献

　なし

第5章　外科的治療

# 第6章
# 上部消化管術後食道炎

# 術後食道炎の原因となる食道粘膜傷害性を持つ逆流内容物は何か？

### 回答

● 胃全摘術後の術後食道炎は十二指腸内容（膵液と胆汁）が原因となるが，残胃のある術式では胃液，十二指腸液のいずれもが原因となりうる．

### 解説

　上部消化管の手術後に食道炎がみられることがある．術後食道炎が問題となる上部消化管手術としては，①食道切除，②胃切除，③肥満手術，④逆流防止手術があるが，③は日本ではまれなため，④は術後再発に分類されるため，除外した．そのため，本ガイドラインでは，「上部消化管術後食道炎」を食道切除後，胃切除後のみとし，「術後食道炎」と表記した．食道切除に関しては，一般的に授動距離の長い胃管再建が多く用いられている．一方，胃切除術に関しては，切除範囲より，噴門側胃切除術，幽門側胃切除術，胃全摘術に分類される（図1）．幽門側胃切除術の代表的な再建法には胃・十二指腸吻合術（Billroth I 法），胃・空腸吻合術（Billroth II 法と Roux-en-Y 法）がある（図2）．ただし，幽門保存胃切除術，分節的胃切除術や胃部分切除術は，今回の対象としては含めていない．

　術後食道炎の発生には，胃液だけでなく，十二指腸液の逆流が重要視される．胃液では胃酸とペプシンが，十二指腸液に関してはトリプシンと胆汁酸が重要である．前者は，酸による直

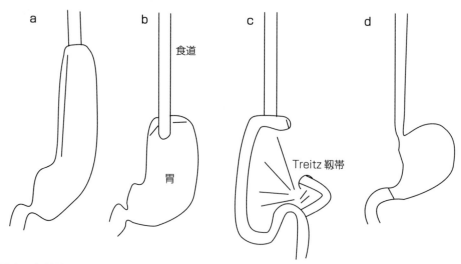

**図1　上部消化管手術の種類**
　a：食道切除（胃管再建）
　b：噴門側胃切除（食道胃吻合）
　c：胃全摘（Roux-en-Y 法）
　d：幽門側胃切除（Billroth I 法）

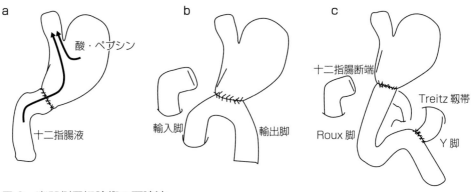

図2　幽門側胃切除術の再建法
　　a：BillrothⅠ法
　　b：BillrothⅡ法
　　c：Roux-en-Y法

接的な粘膜傷害と，酸（至適 pH 2.0）で活性化されたペプシンによる傷害で，一般的には酸逆流という用語が用いられる．一方，トリプシン，胆汁酸の逆流にはアルカリ逆流の用語も用いられるが，pH の推移からは中性に近く，酸性環境下でも，これら十二指腸液による粘膜傷害が生じるため，本ガイドラインでは，十二指腸液逆流の用語を用いる．酸性環境下では，ペプシンや抱合型胆汁酸が，酸がない場合には，トリプシンと脱抱合型の胆汁酸が粘膜傷害の要因として関与している[1]．抱合型胆汁酸は pH 2.0 以下の酸性環境下で食道粘膜への傷害性が強くなるが，脱抱合型は，pH 5〜8 の環境下で傷害性が最も強い[2]．胃切除後の重症食道炎ではトリプシン活性と胆汁酸濃度が高く[3]，これらの直接傷害による影響が大きいが，刺激により食道上皮細胞から誘導されるケモカインによる傷害も考えられている[4]．

　切除範囲や再建法により逆流液の性状は異なるが，胃液と十二指腸液との混合逆流で重症の食道炎がみられやすい．術式による逆流液の性状の差に関する検討では，酸逆流のみ，十二指腸液逆流のみ，および混合逆流の頻度はそれぞれ非手術例の0%，26%，13%，食道切除の11%，33%，15%，幽門側胃切除術の2%，57%，7%，胃全摘術の0%，63%，0%と報告されている[5]．術式の特性からみて，食道切除や噴門側胃切除術では，胃底腺の残存領域の影響を受ける可能性が考えられる．胃酸分泌は迷走神経性酸分泌とガストリン性酸分泌に大別でき，全幹迷走神経切離による減酸効果は約70%とされる．食道切除では全幹迷走神経切離がされるため胃酸分泌は低下するが，術後3年以上が経過すると98%の患者で胃酸分泌は正常にまで回復するという報告があり，その場合はやはり酸逆流が問題となりうる[6]．噴門側胃切除についての報告では，噴門側の1/2〜2/3切除後に逆流症状を呈した患者のうち，29%は酸逆流のみ，46%は十二指腸液逆流のみ，8%は混合逆流を認め，13%では逆流が認められなかった（残る4%は検査不良）[7]．一方，幽門側胃切除術では，胃底腺の上部は残るが，ガストリン産生領域である幽門洞は切除される．また胃排出にかかわる幽門が切除されるため十二指腸液は残胃へ逆流しやすい．そのため，幽門側胃切除後は，十二指腸液単独の逆流が多いが，逆流症状と食道炎を伴うほとんどの症例では混合逆流がみられている[8]．また，酸逆流を伴わない場合に有症状の食道炎はまれである．食道炎の重症度と相関性を示すのは，混合逆流の場合であって，十二指腸液単独では認められていない．当然ながら，胃全摘術では胃底腺ならびに幽門腺は完全に除去さ

れるので，十二指腸液の逆流のみとなる．胃全摘術後では食道炎の有無で食道内 pH に差はないが，食道炎例で十二指腸液（ビリルビン）の逆流が高値であることが報告されている[9]．

## ▌文献▌

1) Kivilaakso E, Fromm D, Silen W. Effect of bile salts and related compounds on isolated esophageal mucosa. Surgery 1980; **87**: 280-285
2) Harmon JW, Johnson LF, Maydonovitch CL. Effects of acid and bile salts on the rabbit esophageal mucosa. Dig Dis Sci 1981; **26**: 65-72
3) Kono K, Takahashi A, Sugai H, et al. Trypsin activity and bile acid concentrations in the esophagus after distal gastrectomy. Dig Dis Sci 2006; **51**: 1159-1164（ケースシリーズ）
4) Souza RF, Huo X, Mittal V, et al. Gastroesophageal reflux might cause esophagitis through a cytokine-mediated mechanism rather than caustic acid injury. Gastroenterology 2009; **137**: 1776-1784
5) Yuasa N, Abe T, Sasaki E, et al. Comparison of gastroesophageal reflux in 100 patients with or without prior gastroesophageal surgery. J Gastroenterol 2009; **44**: 650-658（ケースコントロール）
6) Gutschow C, Collard JM, Romagnoli R, et al. Denervated stomach as an esophageal substitute recovers intraluminal acidity with time. Ann Surg 2001; **233**: 509-514（ケースシリーズ）
7) Kim JW, Yoon H, Kong SH, et al. Analysis of esophageal reflux after proximal gastrectomy measured by wireless ambulatory 24-hr esophageal pH monitoring and TC-99m diisopropyliminodiacetic acid (DISIDA). Scand J Surg Oncol 2010; **101**: 626-633（ケースシリーズ）
8) Vaezi MF, Richter JE. Contribution of acid and duodenogastro-oesophageal reflux to oesophageal mucosal injury and symptoms in partial gastrectomy patients. Gut 1997; **41**: 297-302（ケースシリーズ）
9) Yumiba T, Kawahara H, Nishikawa K, et al. Impact of esophageal bile exposure on the genesis of reflux esophagitis in the absence of gastric acid after total gastrectomy. Am J Gastroenterol 2002; **97**: 1647-1652（コホート）

## BQ 6-2 (2) 要因

# 術後食道炎の発生に影響する要因は何か？

### 回答

● 術後食道炎の発生は，残胃の大きさ，吻合の位置，再建法の影響を受ける．

### 解説

　食道・胃手術後の食道炎における逆流物の性状は切除範囲による影響を受けている[1]．食道癌に対する食道切除術では，逆流防止に関与する噴門部も切除されるため，食道炎が起こりやすいが，全胃を用いた再建に比べ，胃管再建のほうで逆流が少ない[2]．さらに，胃管再建では幽門形成の付加や胆汁逆流が危険因子として指摘されている[3]．また再建法により食道炎の発症率が異なることが報告されている．頸部吻合では30.2〜58.3%[3〜7]，胸腔内吻合では80.6〜88.6%[4,5]であり，胸腔内吻合で食道炎が起こりやすい．また，頸部吻合の場合24時間食道pHモニタリングによる検討にて，縦隔内再建に比べ，胸骨後再建で酸逆流が起こりやすい[8]．

　体上部胃癌（特に早期胃癌）では，噴門側胃切除術が選択されることがあるが，逆流防止機構が切除されるため，術後食道炎の発生が危惧されている．噴門側胃切除術と胃全摘術を比較したシステマティックレビュー[9]において，術後食道炎に関する2つのケースコントロール[10,11]に基づいて，噴門側胃切除術では胃全摘術に比べ食道炎が起こりやすいとされている（OR 0.04，$p<0.00001$）．各々の報告の術後食道炎の発生率は，噴門側胃切除後（29.2%，16.2%）に対し，胃全摘術後（1.8%，0.5%）で，明らかに低値である．噴門側胃切除術は，残胃の大きさや萎縮の程度により，逆流液の性状が異なる可能性があるが[12]，狭窄をきたすような高度の食道炎を起こす可能性があることが問題である．逆流を防止するために，LESならび迷走神経肝枝や腹腔枝の温存手技[13]，正中弓状靱帯に固定する付加手術[14]，Toupet様噴門形成術の付加手術[15]，食道を胃壁に埋め込む上川法（観音開き法）[16,17]などが報告されている．しかしながら，噴門側胃切除術における標準再建法はいまだ定まっていない．食道と残胃の間に空腸を間置する空腸間置法では食道炎の発生率は1.7%と，長期の良好な成績[18]が報告されているが，一方，空腸間置法と食道胃吻合で症状に差がないとの報告[19]や空腸間置法でも10%前後に食道炎，空腸炎，空腸潰瘍が発生するとの報告[20]も認められ議論が分かれている．噴門側胃切除術＋空腸囊間置法と胃全摘術＋Roux-en-Y法を比較したRCT[21]では，逆流症状を伴う食道炎の頻度は，胃全摘術（19%）に比べ，噴門側胃切除術＋空腸囊間置法（4%）は有意に低値であった．この報告では胃全摘術＋Roux-en-Y法の成績が悪すぎるが，日本では，噴門側胃切除術に空腸囊間置法が用いられること自体が少ない．

　胃全摘術の再建としては，空腸間置法や結腸間置法による逆流防止の工夫も報告されているが[22]，一般的にはRoux-en-Y法が広く普及している．Moynihan法（Billroth II法にBraun吻合を加えた手技）（72%）[23]などの他の再建法に比べて，Roux-en-Y法（3〜5%）で術後食道炎の発生率は明らかに低い．さらに，同等の逆流防止効果を有する間置法に比べると，手技が容易であることから，胃全摘術の再建法として普及している．Roux-en-Y法自体からみた場合，Roux脚は長いほうが食道炎は起こりにくい．胃全摘術のRoux脚の長さについては，35cmの報告も

あるが[24]，一般的には 40 cm 以上の報告が多い[25, 26]．もともと十二指腸液の逆流が起こりにくい再建法であるので，術後に食道炎がみられる場合には，癒着，腹腔内圧の上昇や腫瘍再発の可能性を考慮する．

　幽門側胃切除術の術後食道炎に関して，多くの検討が行われている．2011 年に出されたシステマティックレビュー[27]では Billroth I 法と Billroth II 法の間に有意差はないが，両術式に比べ，Roux-en-Y 法は逆流症状，内視鏡による術後食道炎，逆流性胃炎の発生率がいずれも低値である．内視鏡検査だけでなく，シンチグラフィーを用いた 2 つの RCT[28, 29]でも，Roux-en-Y 法は十二指腸液の残胃への逆流を有意に抑制していた．24 時間食道ビリルビンモニタリング（Bilitec2000™）[30, 31]などでも検証されているが，Roux-en-Y 法は，残胃内への逆流，すなわち逆流性胃炎に対する予防効果を示す[32, 33]．

　十二指腸液の残胃への逆流と残胃から食道への逆流は分けて考える必要があるが，残胃から食道への逆流に影響を与える因子としては，胃排出障害[34, 35]と噴門部の機能がある．幽門側胃切除後では，LES 圧が低下するが，ガストリンや膵ポリペプチドの低下やコレシストキニンやニューロテンシンの増加の影響も考えられている[36]．また，幽門側胃切除術では，食道裂孔ヘルニアの存在も重要な因子となる[37, 38]．また，Billroth I 法再建では，術後に食道裂孔ヘルニアの増加が指摘されているが[39]，His 角の開大も指摘されており[40, 41]，噴門部の逆流防止機構の脆弱化が起こりやすい．そのため，Billroth I 法における再建で噴門形成を加えることにより，逆流防止を図る工夫も報告されているが[42]，残胃の小さいものには Roux-en-Y 法が用いられる傾向にある．

## ▌文献▌

1) Yuasa N, Abe T, Sasaki E, et al. Comparison of gastroesophageal reflux in 100 patients with or without prior gastroesophageal surgery. J Gastroenterol 2009; **44**: 650-658（ケースコントロール）

2) Zhang C, Wu QC, Hou PY, et al. Impact of the method of reconstruction after oncologic oesophagectomy on quality of life--a prospective, randomised study. Eur J Cardiothorac Surg 2011; **39**: 109-114（ランダム）

3) Yajima K, Kosugi S, Kanda T, et al. Risk factors of reflux esophagitis in the cervical remnant following esophagectomy with gastric tube reconstruction. World J Surg 2009; **33**: 284-289（横断）

4) Shibuya S, Fukudo S, Shineha R, et al. High incidence of reflux esophagitis observed by routine endoscopic examination after gastric pull-up esophagectomy. World J Surg 2003; **27**: 580-583（ケースコントロール）

5) D'Journo XB, Martin J, Rakovich G, et al. Mucosal damage in the esophageal remnant after esophagectomy and gastric transposition. Ann Surg 2009; **249**: 262-268（コホート）

6) Sakai M, Sohda M, Miyazaki T, et al. Impact of the level of anastomosis on reflux esophagitis following esophagectomy with gastric tube reconstruction. World J Surg 2017; **41**: 804-809（ケースコントロール）

7) Yamamoto S, Makuuchi H, Shimada H, et al. Clinical analysis of reflux esophagitis following esophagectomy with gastric tube reconstruction. J Gastroenterol 2007; **42**: 342-345（ケースシリーズ）

8) Nakajima M, Kato H, Miyazaki T, et al. Comprehensive investigations of quality of life after esophagectomy with special reference to the route of reconstruction. Hepatogastroenterology 2007; **54**: 104-110（ケースコントロール）

9) Wen L, Chen XZ, Wu B, et al. Total vs. proximal gastrectomy for proximal gastric cancer: a systematic review and meta-analysis. Hepatogastroenterology 2012; **59**: 633-640（メタ）

10) An JY, Youn HG, Choi MG, et al. The difficult choice between total and proximal gastrectomy in proximal early gastric cancer. Am J Surg 2008; **196**: 587-591（ケースコントロール）

11) Yoo CH, Sohn BH, Han WK, et al. Long-term results of proximal and total gastrectomy for adenocarcinoma of the upper third of the stomach. Cancer Res Treat 2004; **36**: 50-55（ケースコントロール）

12) Kim JW, Yoon H, Kong SH, et al. Analysis of esophageal reflux after proximal gastrectomy measured by wireless ambulatory 24-hr esophageal pH monitoring and TC-99m diisopropyliminodiacetic acid (DISIDA) scan. J Surg Oncol 2010; **101**: 626-633（ケースシリーズ）

13) Hirai T, Matsumoto H, Iki K, et al. Lower esophageal sphincter- and vagus-preserving proximal partial gastrectomy for early cancer of the gastric cardia. Surg Today 2006; **36**: 874-878（ケースシリーズ）

14) 辻　秀樹，安藤重満，三井　章．下部食道の逆流防止機能を温存した噴門側胃切除術後の quality of life に関する検討．日本消化器外科学会雑誌 2005; **38**: 377-384（ケースシリーズ）

15) Sakuramoto S, Yamashita K, Kikuchi S, et al. Clinical experience of laparoscopy-assisted proximal gastrectomy with Toupet-like partial fundoplication in early gastric cancer for preventing reflux esophagitis. J Am Coll Surg 2009; **209**: 344-351（ケースシリーズ）

16) 上川康明，小林達則，上川　聡，ほか．噴門側胃切除後の食道胃吻合法における工夫―徹底した逆流防止と安全性を目指して―．手術 1998; **52**: 1477-1483（ケースシリーズ）

17) Kuroda S, Choda Y, Otsuka S, et al. Multicenter retrospective study to evaluate the efficacy and safety of the double-flap technique as antireflux esophagogastrostomy after proximal gastrectomy (rD-FLAP Study). Ann Gastroenterol Surg 2018; **3**: 96-103（ケースシリーズ）

18) Katai H, Morita S, Saka M, et al. Long-term outcome after proximal gastrectomy with jejunal interposition for suspected early cancer in the upper third of the stomach. Br J Surg 2010; **97**: 558-562（ケースシリーズ）

19) Tokunaga M, Hiki N, Ohyama S, et al. Effects of reconstruction methods on a patient's quality of life after a proximal gastrectomy: subjective symptoms evaluation using questionnaire survey. Langenbecks Arch Surg 2009; **394**: 637-641（ケースコントロール）

20) Kikuchi S, Nemoto Y, Katada N, et al. Results of follow-up endoscopy in patients who underwent proximal gastrectomy with jejunal interposition for gastric cancer. Hepatogastroenterology 2007; **54**: 304-307（ケースシリーズ）

21) Yoo CH, Sohn BH, Han WK, et al. Proximal gastrectomy reconstructed by jejunal pouch interposition for upper third gastric cancer: prospective randomized study. World J Surg 2005; **29**: 1592-1599（ランダム）

22) Mabrut JY, Collard JM, Romagnoli R, et al. Oesophageal and gastric bile exposure after gastroduodenal surgery with Henley's interposition or a Roux-en-Y loop. Br J Surg 2004; **91**: 580-585（ケースコントロール）

23) Wei HB, Wei B, Zheng ZH, et al. Comparative study on three types of alimentary reconstruction after total gastrectomy. J Gastrointest 2008; **12**: 1376-1382（ケースコントロール）

24) Donovan IA, Fielding JW, Bradby H, et al. Bile diversion after total gastrectomy. Br J Surg 1982; 69: 389-390（ケースコントロール）

25) Salo JA, Kivilaakso E. Failure of long limb Roux-en-Y reconstruction to prevent alkaline reflux esophagitis after total gastrectomy. Endoscopy 1990; **22**: 65-71（ケースシリーズ）

26) Domjan L, Simon L. Alkaline reflux esophagitis in gastroresected patients: objective detection with a simple isotope method. Scand J Gastroenterol 1984; **92** (Suppl): 245-249（ケースコントロール）

27) Zong L, Chen P. Billroth Ⅰ vs. Billroth Ⅱ vs. Roux-en-Y following distal gastrectomy: a meta-analysis based on 15 studies. Hepatogastroenterology 2011; **58**: 1413-1424（メタ）

28) Montesani C, D'Amato A, Santella S, et al. Billroth Ⅰ versus Billroth Ⅱ versus Roux-en-Y after subtotal gastrectomy: perspective randomized study. Hepatogastroenterology 2002; **49**: 1469-1473（ランダム）

29) Lee MS, Ahn SH, Lee JH, et al. What is the best reconstruction method after distal gastrectomy for gastric cancer? Surg Endosc 2012; **26**: 1539-1547（ランダム）

30) Fukuhara K, Osugi H, Takada N, et al. Reconstructive procedure after distal gastrectomy for gastric cancer that best prevents duodenogastroesophageal reflux. World J Surg 2002; **26**: 1452-1457（ケースシリーズ）

31) Osugi H, Fukuhara K, Takada N, et al. Reconstructive procedure after distal gastrectomy to prevent remnant gastritis. Hepato-Gastroenterology 2004; **51**: 1215-1218（ケースシリーズ）

32) Tanaka S, Matsuo K, Matsumoto H, et al. Clinical outcomes of Roux-en-Y and Billroth Ⅰ reconstruction after a distal gastrectomy for gastric cancer: what is the optimal reconstructive procedure? Hepatogastroenterology 2011; **58**: 257-262（ケースコントロール）

33) Kojima K, Yamada H, Inokuchi M, et al. A comparison of Roux-en-Y and Billroth-Ⅰ reconstruction after laparoscopy-assisted distal gastrectomy. Ann Surg 2008; **247**: 962-967（ケースコントロール）

34) Fujiwara Y, Nakagawa K, Tanaka T, et al. Relationship between gastroesophageal reflux and gastric emptying after distal gastrectomy. Am J Gastroenterol 1996; **91**: 75-79（ケースコントロール）

35) Nomura E, Lee SW, Tokuhara T, et al. Functional outcomes according to the size of the gastric remnant and the type of reconstruction following distal gastrectomy for gastric cancer: an investigation including total gastrectomy. Jpn J Clin Oncol 2013; **43**: 1195-1202（ケースコントロール）

36) Yamashita Y, Inoue H, Ohta K, et al. Manometric and hormonal changes after distal partial gastrectomy. Aliment Pharmacol Ther 2000; **14** (Suppl 1): 166-169（ケースコントロール）

37) 石坂克彦，袖山治嗣，高橋千治，ほか．胃切除後における食道胃接合部の機能変化．日本消化器外科学会雑誌 1990; **23**: 2452-2455（ケースコントロール）

38) Fujiwara Y, Nakao K, Inoue T, et al. Clinical significance of hiatal hernia in the development of gastroesophageal reflux after distal gastrectomy for cancer of the stomach. J Gastroenterol Hepatol 2006; **21**: 1103-1107（ケースシリーズ）

39) Takahashi T, Yoshida M, Kubota T, et al. Morphologic analysis of gastroesophageal reflux diseases in patients after distal gastrectomy. World J Surg 2005; **29**: 50-57 (ケースコントロール)

40) Namikawa T, Kitagawa H, Okabayashi T, et al. Roux-en-Y reconstruction is superior to Billroth I reconstruction in reducing reflux esophagitis after distal gastrectomy: special relationship with the angle of His. World J Surg 2010; **34**: 1022-1027 (ケースコントロール)

41) Fujiwara Y, Nakagawa K, Kusunoki M, et al. Gastroesophageal reflux after distal gastrectomy: possible significance of the angle of His. Am J Gastroenterol 1998; **93**: 11-15 (ケースコントロール)

42) Shibata Y. Effect of semifundoplication with subtotal gastrectomy for prevention of postoperative gastroesophageal reflux. J Am Coll Surg 2004; **198**: 212-217 (非ランダム)

# BQ 6-3　　　　　　　　　　　　　　　　　（3）術後食道炎の病態評価

## 術後食道炎の病態評価の診断に有用なものは何か？

### 回答

● 術後食道炎の病態評価は GERD に準じるが，十二指腸液の逆流を考慮する．

### 解説

　術後食道炎は，切除範囲や再建法により逆流の病態や性状の影響を受ける．術後食道炎に特有な病態評価の診断法がなく，通常の GERD に用いられる検査法が行われている．ただし，十二指腸液逆流の評価を重要視している点が非手術例の GERD と異なる．逆流液の性状は術式のみならず，個々においても異なるため，現在までに術後食道炎の病態評価の診断に用いられている検査法を列挙するにとどめる．一般的な検査として，内視鏡検査や上部消化管造影検査が行われる．内視鏡検査では，食道炎の重症度だけでなく，食道裂孔ヘルニアの程度や噴門の形態評価も重要である[1]．内視鏡検査では，食道内の胆汁の確認は簡便な方法であるが[2]，食道内吸引検査（酸，ペプシン，抱合型・脱抱合型の胆汁酸，トリプシンの測定）[3,4] も行われている．

　術後食道炎の病態に関する検査としては，酸逆流と十二指腸液逆流の定量的評価が行われる．酸逆流の評価としては 24 時間食道 pH モニタリングが行われているが，十二指腸液の逆流に関しては，逆流液のビリルビンの吸光度を応用した 24 時間食道ビリルビンモニタリング（Bilitec2000™）が用いられている[5]．胃全摘術[6] では，ビリルビンモニタリングのみでも問題ないが，幽門側胃切除術では，食道 pH とビリルビンの同時モニタリングの報告が多い[7~11]．十二指腸液の逆流に関しては，[99m] テクネシウムを用いた肝胆道排泄シンチグラフィーを利用した方法も報告されているが[12~14]，酸逆流評価のために，24 時間食道 pH モニタリングの組み合わせが行われている[15,16]．食道切除＋胃管再建後の残存食道の食道炎に対する病態評価では，酸逆流のみならず非酸逆流の評価が可能な食道インピーダンス・pH 検査を用いた方法も近年報告されている[17]．

　胃の排出遅延も逆流の要因として重要である．食道や残胃からの排出をみるために，アイソトープでラベルしたジュースや食物を経口摂取させて測定する方法も行われている[2,18~21]．

### 文献

1) Takahashi T, Yoshida M, Kubota T, et al. Morphologic analysis of gastroesophageal reflux diseases in patients after distal gastrectomy. World J Surg 2005; **29**: 50-57（ケースコントロール）

2) Domjan L, Simon L. Alkaline reflux esophagitis in gastroresected patients. Objective detection with a simple isotope method. Scand J Gastroenterol 1984; **92** (Suppl): 245-249（ケースコントロール）

3) Gotley DC, Ball DE, Owen RW, et al. Evaluation and surgical correction of esophagitis after partial gastrectomy. Surgery 1992; **111**: 29-36（ケースシリーズ）

4) Kono K, Takahashi A, Sugai H, et al. Trypsin activity and bile acid concentrations in the esophagus after distal gastrectomy. Dig Dis Sci 2006; **51**: 1159-1164（ケースシリーズ）

5) Fukuhara K, Osugi H, Takada N, et al. Reconstructive procedure after distal gastrectomy for gastric cancer that best prevents duodenogastroesophageal reflux. World J Surg 2002; **26**: 1452-1457（ケースシリーズ）

6) Mabrut JY, Collard JM, Romagnoli R, et al. Oesophageal and gastric bile exposure after gastroduodenal surgery with Henley's interposition or a Roux-en-Y loop. Br J Surg 2004; **91**: 580-585（ケースコントロール）

7) Vaezi MF, Sears R, Richter JE. Placebo-controlled trial of cisapride in postgastrectomy patients with duodenogastroesophageal reflux. Dig Dis Sci 1996; **41**: 754-763（ランダム）

8) Vaezi MF, Richter JE. Contribution of acid and duodenogastro-oesophageal reflux to oesophageal mucosal injury and symptoms in partial gastrectomy patients. Gut 1997; **41**: 297-302 (ケースシリーズ)

9) Marshall RE, Anggiansah A, Owen WA, et al. Investigation of oesophageal reflux symptoms after gastric surgery with combined pH and bilirubin monitoring. Br J Surg 1999; **86**: 271-275 (ケースシリーズ)

10) Yumiba T, Kawahara H, Nishikawa K, et al. Impact of esophageal bile exposure on the genesis of reflux esophagitis in the absence of gastric acid after total gastrectomy. Am J Gastroenterol 2002; **97**: 1647-1652 (コホート)

11) Yuasa N, Abe T, Sasaki E, et al. Comparison of gastroesophageal reflux in 100 patients with or without prior gastroesophageal surgery. J Gastroenterol 2009; **44**: 650-658 (ケースコントロール)

12) Nano M, Castellano G, Coluccia C, et al. A study of esophageal reflux following total gastrectomy with hepatobiliary sequential scintigraphy using TC-99m DISIDA. Ital J Surg Sci 1986; **16**: 17-22 (ケースシリーズ)

13) Chan DC, Fan YM, Lin CK, et al. Roux-en-Y reconstruction after distal gastrectomy to reduce enterogastric reflux and Helicobacter pylori infection. J Gastrointest Surg 2007; **11**: 1732-1740 (ケースシリーズ)

14) Lee MS, Ahn SH, Lee JH, et al. What is the best reconstruction method after distal gastrectomy for gastric cancer? Surg Endosc 2012; **26**: 1539-1547 (ランダム)

15) Shinoto K, Ochiai T, Suzuki T, et al. Effectiveness of Roux-en-Y reconstruction after distal gastrectomy based on an assessment of biliary kinetics. Surg Today 2003; **33**: 169-177 (ケースシリーズ)

16) Kim JW, Yoon H, Kong SH, et al. Analysis of esophageal reflux after proximal gastrectomy measured by wireless ambulatory 24-hr esophageal pH monitoring and TC-99m diisopropyliminodiacetic acid (DISIDA) scan. J Surg Oncol 2010; **101**: 626-633 (ケースシリーズ)

17) Kim D, Min YW, Park JG, et al. Influence of esophagectomy on the gastroesophageal reflux in patients with esophageal cancer. Dis Esophagus 2017; **30**: 1-7 (ケースシリーズ)

18) Fujiwara Y, Hashimoto N, Nakagawa K, et al. Scintigraphic evaluation of gastroesophageal reflux following gastrectomy. Hepatogastroenterology 1993; **40**: 262-261 (コホート)

19) Fujiwara Y, Nakagawa K, Tanaka T, et al. Relationship between gastroesophageal reflux and gastric emptying after distal gastrectomy. Am J Gastroenterol 1996; **91**: 75-79 (ケースコントロール)

20) Montesani C, D'Amato A, Santella S, et al. Billroth I versus Billroth II versus Roux-en-Y after subtotal gastrectomy: perspective randomized study. Hepatogastroenterology 2002; **49**: 1469-1473 (ランダム)

21) 橋本直樹，新海政幸，川西賢秀，ほか．消化器愁訴と消化管運動異常に関する研究―胃食道シンチよりみた胃食道逆流の評価．Therapeutic Research 2005; **26**: 858-859 (コホート)

# BQ 6-4

## 術後食道炎に特有な病理組織像はあるか？

**回 答**

● 特有な組織像はなく，非手術胃の食道炎の組織像に準じる．

**解説**

　胃切除術後では，シンチグラフィーを用いての残胃食道逆流の程度は内視鏡的食道炎の重症度よりも組織学的食道炎（粘膜固有層と基底細胞の肥厚・増殖）の重症度と相関するとの報告がみられている[1]．ただし，術後食道炎に特有の組織像の報告はなく，術後食道炎の組織学的評価としては，一般的な逆流性食道炎の組織像が判断基準として用いられている[2]．一方，逆流性食道炎の組織像の診断基準や再現性に関しては，検討が行われており，①基底細胞の過形成，②乳頭延長，③上皮内への好酸球浸潤，④上皮内への好中球浸潤，⑤単核球の浸潤，⑥壊死・びらん，⑦びらんの治癒像，⑧細胞間隙の開大の8つの指標が提案されている[3,4]．

**文献**

1) Fujiwara Y, Nakagawa K, Kuroki T, et al. Gastroesophageal scintigraphy following gastrectomy: comparison to endoscopy and esophageal biopsy. Am J Gastroenterol **1993**; 88: 1233-1236（コホート）
2) Montesani C, D'Amato A, Santella S, et al. Billroth Ⅰ versus Billroth Ⅱ versus Roux-en-Y after subtotal gastrectomy: perspective randomized study. Hepatogastroenterology 2002; **49**: 1469-1473（ランダム）
3) Fiocca R, Mastracci L, Riddell R, et al. Development of consensus guidelines for the histologic recognition of microscopic esophagitis in patients with gastroesophageal reflux disease: the Esohisto project. Hum Pathol 2010; **41**: 223-231（ケースコントロール）
4) Yerian L, Fiocca R, Mastracci L, et al. Refinement and reproducibility of histologic criteria for the assessment of microscopic lesions in patients with gastroesophageal reflux disease: the Esohisto Project. Dig Dis Sci 2011; **56**: 2656-2652（ケースコントロール）

## 術後食道炎の治療に生活指導は有用か？

回 答

● 術後食道炎の治療における生活指導の有用性に関する報告はない.

■解説■

　エビデンスレベルの高いものだけでなく，この点に関する報告自体が認められなかった．1回の食事量の制限，回数を分けての規則正しい食生活，食後の座位と夜間(就寝中)のFowler位の励行，肥満や便秘の解消，夕食の摂取から就寝までの時間を空けるなど，通常のGERDに対する生活指導が準用されている．1回の食事量に注意し，まめに水分を摂りながら，時間をかけて食事を行い，規則正しい食生活を行うことなど，胃切除後患者に共通する生活指導も有用となっていると思われるが，報告はない.

■文献■

　なし

# BQ 6-6

## 術後食道炎の治療に薬物治療は有用か？

### 回答

● 酸分泌抑制薬だけでなく，消化管運動機能改善薬，蛋白分解酵素阻害薬，粘膜保護薬も有用なことがある.

### 解説

　上部消化管術後は食道への逆流液の性状が術式で異なるため，PPI のような酸分泌抑制薬が常に効果を示すとは限らない. しかし食道炎の発生率が高い食道切除や噴門側胃切除術後ではPPI の有用性が高いことが報告されている [1~4]. 残胃や小腸の排出遅延が逆流に関与するため，消化管運動機能を改善する薬剤にも効果が期待され，モサプリドによる残胃炎や胆汁逆流の改善 [5]. 六君子湯の胃切除後食道炎に対する有用性 [6] などが報告されている.

　幽門側胃切除術や胃全摘術では，十二指腸液の逆流が特に重要であるが，そのトリプシン活性を抑制するために蛋白分解酵素阻害薬が用いられる. 薬剤開発治験の成績が中心であるが，蛋白分解酵素阻害薬の術後食道炎に対する有用性が示されている [7,8]. また幽門側胃切除術後食道炎に対する粘膜保護薬としてのアルギン酸塩はモサプリドとの RCT で有用性が報告されている [9]. 術後食道炎に対する有用性を示す薬剤は少なくないが少数例の報告が多く，さらに，酸逆流に対する薬物治療の有効率に比べると十二指腸液逆流に対する治療効果は低い.

### 文献

1) Shibuya S, Fukudo S, Shineha R, et al. High incidence of reflux esophagitis observed by routine endoscopic examination after gastric pull-up esophagectomy. World J Surg 2003; **27**: 580-583 （ケースコントロール）

2) Yamamoto S, Makuuchi H, Shimada H, et al. Clinical analysis of reflux esophagitis following esophagectomy with gastric tube reconstruction. J Gastroenterol 2007; **42**: 342-345 （ケースシリーズ）

3) Okuyama M, Motoyama S, Maruyama K, et al. Proton pump inhibitors relieve and prevent symptoms related to gastric acidity after esophagectomy. World J Surg 2008; **32**: 246-254 （ケースシリーズ）

4) Sakuramoto S, Yamashita K, Kikuchi S, et al. Clinical experience of laparoscopy-assisted proximal gastrectomy with Toupet-like partial fundoplication in early gastric cancer for preventing reflux esophagitis. J Am Coll Surg 2009; **209**: 344-351 （ケースシリーズ）

5) 中村理恵子，才川義朗，清田　毅，ほか. 胃癌遠位側胃切除術後，クエン酸モサプリド・メシル酸カモスタット投与下における内視鏡所見の検討. Progress of Digestive Endoscopy 2005; **67**: 35-39 （ケースコントロール）

6) 水野修吾，山際健太郎，岩田　真，ほか. 胃癌切除後の消化器症状に対するツムラ六君子湯の術後早期投与効果—逆流性食道炎を中心として. Progress in Medicine 2001; **21**: 1366-1367 （ケースコントロール）

7) 佐藤寿雄，内野純一，松野正紀. FOY-305 の術後逆流性食道炎に対する二重盲検比較試験. 臨床医薬 1992; **8**: 1893-1908 （ランダム）

8) 阿部令彦，吉野肇一，杉田　稔. FUT-187 の胃切除後逆流性食道炎に対する臨床第 III 相試験成績. プラセボを対照とした二重盲検比較試験. 医学のあゆみ 1995; **173**: 273-284 （ランダム）

9) 幕内博康，島田英雄，北川雄光，ほか. 幽門側胃切除 Billroth I 法再建術後の胃食道逆流症（GERD）患者に対するアルギン酸ナトリウムとモサプリドクエン酸塩の多施設間無作為化比較試験. Pharma Medica 2010; **28**: 121-128 （ランダム）

# 術後食道炎の治療に手術療法は有用か？

**回答**

●術後食道炎の治療に外科的治療，特に Roux-en-Y 法が有用なことがある．

**解説**

　術後食道炎の手術療法として，①噴門形成術のような逆流防止手術，②減酸手術，③十二指腸液の分離（biliary diversion）があるが，十二指腸液逆流の関与が強い術後食道炎の手術療法としては Roux-en-Y 法のような十二指腸液の分離手術が用いられることが多い [1,2]（図 1）．Roux 脚の長さに関しては，70 cm という長いものもあるが [3]，40 cm 前後が多い．一方，再手術であるがゆえの手術の危険性も踏まえなければならないため，慎重な手術適応が必要となる．Roux-en-Y 法は胃全摘術や幽門側胃切除術でも初回の再建術式に用いられているが，ごくまれに Roux stasis 症候群，すなわち Roux 脚の排出障害が問題となることがある．そのような場合，胃・十二指腸吻合（B-1）への変更と総胆管・空腸吻合術による Roux-en-Y 法で，十二指腸液の分離を図る手技も報告されている [4]．また，空腸間置法（20〜30 cm の空腸を間置；Henley 手術）も Roux-en-Y 法と同等の効果を示すことも報告されている [5]．食道切除と胃管再建後の食道炎に対する手術療法としての報告は少ないが，食道切除・胃管再建後の食道炎に対し，幽門洞切除と Roux-

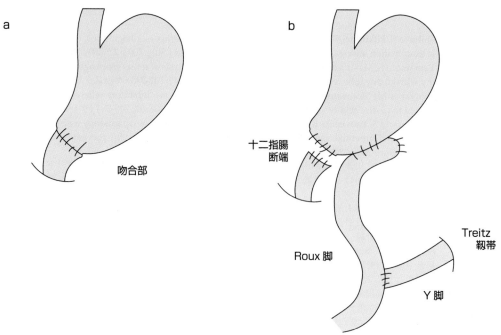

a

b

十二指腸
断端

吻合部

Treitz
靱帯

Roux 脚

Y 脚

**図1　術後食道炎に対する Roux-en-Y 法**
　a：Billroth I 法
　b：残胃と十二指腸を分離．Roux-en-Y 法により再建

en-Y 法（Roux 脚 60 cm）の有用性を示す症例報告がある[6].

## 文献

1) Ferguson GH, MacLennan I, Taylor TV, et al. Outcome of revisional gastric surgery using a Roux-en-Y biliary diversion. Br J Surg 1990; **77**: 551-554（ケースシリーズ）

2) Gotley DC, Ball DE, Owen RW, et al. Evaluation and surgical correction of esophagitis after partial gastrectomy. Surgery 1992; **111**: 29-36（ケースシリーズ）

3) Capussotti L, Marucci MM, Arico S, et al. Long-term results of surgical treatment for alkaline reflux gastritis in gastrectomized patients. Am J Gastroenterol 1984; **79**: 924-926（ケースシリーズ）

4) Madura JA, Grosfeld JL. Biliary diversion: a new method to prevent enterogastric reflux and reverse the Roux stasis syndrome. Arch Surg 1997; **132**: 245-249（ケースシリーズ）

5) Sousa JES, Troncon LEA, Anrade JI, et al. Comparison between Henley jejunal interposition and Roux-en-Y anastomosis as concerns enterogastric biliary reflux levels. Ann Surg 1988; **208**: 597-600（ケースコントロール）

6) D'Journo XB, Martin J, Gaboury L, et al. Roux-en-Y diversion for intractable reflux after esophagectomy. Ann Thorac Surg 2008; **86**: 1646-1652（ケースシリーズ）

第6章 上部消化管術後食道炎

# 術後食道炎の自然経過はどうなるのか？

### 回答

● 術式・切除範囲などにより，術後食道炎の頻度は増加する場合と減少する場合がある．

### 解説

術後食道炎の自然経過に関して，限られた報告しかない．食道切除，胃管再建後にみられる．術後食道炎に関しては，経過とともに症状[1] および内視鏡所見[2~4] の増悪，特に重症食道炎の増加[2] が指摘されている．また，機能検査においても，酸逆流ならびに十二指腸液の逆流のいずれも時間経過とともに増加することが指摘されている[5]．一方，胃切除後の術後食道炎は，術後1年以内にみられることが多く[6]，胃全摘術後では，術後の食道炎は経過とともに減少しているとの報告がみられる[7]．幽門側胃切除後の食道炎の自然経過に関する報告はなかったが，残胃内への胆汁逆流の程度の推移に関しては変化が少ないとの報告が認められた[8]．食道切除・胃管再建のように，胃底腺（の一部）ならびに幽門洞が残るような術式の術後食道炎と，幽門側胃切除術，胃全摘術のように，幽門洞領域（幽門を含め）が切除されて，十二指腸液の逆流が主体となる術後食道炎とでは自然経過が異なる可能性がある．切除範囲やガストリンなど消化管ホルモンの影響を受けている可能性も考えられるが，その機序は明らかではなく，その自然経過に関してもエビデンスの集積が必要である．

### 文献

1） Derogar M, Orsini N, Sadr-Azodi O, et al. Influence of major postoperative complications on health-related quality of life among long-term survivors of esophageal cancer surgery. J Clin Oncol 2012; **30**: 1615-1619 （コホート）

2） Nishimura K, Tanaka T, Tanaka Y, et al. Reflux esophagitis and columnar-lined esophagus after cervical esophagogastrostomy (following esophagectomy). Dis Esophagus 2010; **23**: 94-99 （ケースシリーズ）

3） Yajima K, Kosugi S, Kanda T, et al. Risk factors of reflux esophagitis in the cervical remnant following esophagectomy with gastric tube reconstruction. World J Surg 2009; **33**: 284-289 （ケースシリーズ）

4） Yamamoto S, Makuuchi H, Shimada H, et al. Clinical analysis of reflux esophagitis following esophagectomy with gastric tube reconstruction. J Gastroenterol 2007; **42**: 342-345 （ケースシリーズ）

5） O'Riordan JM, Tucker ON, Byrne PJ, et al. Factors influencing the development of Barrett's epithelium inthe esophageal remnant postesophagectomy. Am J Gastroenterol 2004; **99**: 205-211 （ケースシリーズ）

6） Domjan L, Simon L. Alkaline reflux esophagitis in gastroresected patients: objective detection with a simpleisotope method. Scand J Gastroenterol 1984; **92** (Suppl): 245-249 （ケースコントロール）

7） Wei HB, Wei B, Zheng ZH, et al. Comparative study on three types of alimentary reconstruction after totalgastrectomy. J Gastrointest Surg 2008; **12**: 1376-1382 （ケースコントロール）

8） Jung HJ, Lee JH, Ryu KW, et al. The influence of reconstruction methods on food retention phenomenon in the remnant stomach after a subtotal gastrectomy. J Surg Oncol 2008; **98**: 11-14 （コホート）

# CQ **6-1** （5）術後食道炎の長期経過と合併症

## 噴門側胃切除後の食道残胃再建における噴門形成術は術後食道炎の予防に有用か？

**推奨**

- 噴門側胃切除術後の食道残胃吻合では，逆流防止手技を付加することを提案する.

【推奨の強さ：**弱**（合意率：100%），エビデンスレベル：**C**】

### 解説

噴門側胃切除術は，主に上部早期胃癌に対する機能温存手術として位置づけられている．また腹腔鏡下噴門側胃切除（laparoscopy-assisted proximal gastrectomy：LAPG）も2014年より保険収載され，現在多くの施設で導入されている．しかし噴門側胃切除術後では胃全摘術後に比較して術後逆流性食道炎が生じやすいことが知られており[1]，逆流防止を目的とした再建法が工夫されている．そのなかで空腸間置法の食道炎発生率は1.7%と低く，長期の良好な成績が報告されている[2]．一方，食道残胃吻合では食道炎の発生頻度が高くQOLの低下を招くため，何らかの逆流防止手技を付加する必要がある．

残胃を食道に巻き付けるToupet法様の噴門形成はdouble tract[3]や空腸間置[4]との比較において術後食道炎の発生率に差は認めず，逆流防止効果を有すると考えられるが，残胃が小さい場合は困難であり[3]，また噴門形成のwrapを半周（180°）以上被覆しないと逆流防止効果が低いと報告されている[4]．

double flap法は観音開き再建法（上川法）ともいわれ，そのメカニズムとしては，胃粘膜下層に埋め込まれた食道下端が胃内圧の上昇により背側の胃と腹側のフラップに挟まれ逆流防止弁として機能するものと考えられている．近年ではこれを腹腔鏡で施行している報告もあり，術後12ヵ月での食道炎発生率は2.3〜5.3%と満足できる成績を示している[5,6]．またLAPGで食道残胃吻合における噴門形成とdouble flap法を比較したところdouble flap法のほうが有意に逆流防止効果は高く術後のPPI使用も少なかったという報告もある[7]．いずれの報告も合併症発生頻度は許容範囲内であるが，double flap法は特に腹腔鏡下で行う場合には手技の難易度が高く，さらに多くの施設に導入されるには現時点では課題が残る．

噴門形成やdouble flap法以外にはHis角形成の効果に関する報告などもあるが[8]，いずれの手技における研究も，そのデザインの類似性は不十分で症例数も少なく，RCTが現時点では存在しないことを考えると，本CQを推奨するにはまだ十分なエビデンスはないと考えられる．

### 文献

1) Wen L, Chen XZ, Wu B, et al. Total vs. proximal gastrectomy for proximal gastric cancer: a systematic Review and meta-analysis. Hepatogastroenterology 2012; **59**: 633-640（メタ）
2) Katai H, Morita S, Saka M, et al. Long-term outcome after proximal gastrectomy with jejunal interposition for suspected early cancer in the upper third of the stomach. Br J Surg 2010; **97**: 558-562（ケースシリーズ）
3) Sakuramoto S, Yamashita K, Kikuchi S, et al. Clinical experience of laparoscopy-assisted proximal gastrectomy with Toupet-like partial fundoplication in early gastric cancer for preventing reflux esophagitis. J

Am Coll Surg 2009; **209**: 344-351 (非ランダム)

4) Nakamura M, Nakamori M, Ojima T, et al. Reconstruction after proximal gastrectomy for early gastric cancer in the upper third of the stomach: an analysis of our 13-year experience. Surgery 2014; **156**: 57-63 (ケースコントロール)

5) Hayami M, Hiki N, Nunobe S, et al. Clinical Outcomes and Evaluation of Laparoscopic Proximal Gastrectomy with Double-Flap Technique for Early Gastric Cancer in the Upper Third of the Stomach. Ann Surg Oncol. 2017; **24**: 1635-1642 (ケースコントロール)

6) 田中侑哉，磯邉太郎，藤田文彦，ほか．胃上部早期癌における噴門側胃切除術後の観音開き法再建のベネフィット．日本消化器外科学会雑誌 2019; **52**: 494-503 (ケースコントロール) [検索期間外文献]

7) Hosoda K, Washio M, Mieno H, et al. Comparison of double-flap and OrVil techniques of laparoscopy-assisted proximal gastrectomy in preventing gastroesophageal reflux: a retrospective cohort study. Langenbeck's Archives of Surgery 2019; **404**: 81-91 (コホート)

8) Tomita R. Surgical techniques to prevent reflux esophagitis in proximal gastrectomy reconstructed by esophagogastrostomy with preservation of the lower esophageal sphincter, pyloric and celiac branches of the vagal nerve, and reconstruction of the new His angle for early proximal gastric cancer. Surg Today 2016; **46**: 827-834 (非ランダム)

# 第7章
# 非定型的症状および食道外症状

# GER により虚血性心疾患と見分けのつかない胸痛が生じるか？

回 答

● GER により狭心症と自覚される胸痛が起こる場合がある．GER による胸痛に対しては PPI が有効なことが多い．

解説

GER が狭心症などの虚血性心疾患と区別が困難な胸痛の原因となるか否かは様々な方法で検討されてきている．一般住民を対象とした疫学的検討として，非心臓性胸痛（NCCP）は GERD 症状と相関がみられるとの報告があり[1]，数少ない日本人を対象とした研究では，NCCP 40 例中 GERD が原因と考えられた胸痛は 1 例（2.5％）と低率であったと報告されている[2]．この結果は，海外との報告と頻度の差がみられることから，今後も日本人を対象とした検討が望まれる．欧米の報告では，冠動脈造影にて異常があり，狭心症を有する例に食道 pH モニタリングと心電図検査を同時に施行中にみられた胸痛の約半数は ST 変化を伴わない GER と一致していたとの報告がある[3]．胸痛がある冠動脈造影異常例と正常例で食道 pH モニタリングを施行した結果，前者で約 30％，後者で約 50％の胸痛が GER と一致していたとの報告がある[4]．また，冠動脈狭窄が証明されており，狭心症治療中にもかかわらず胸痛がみられる例では食道 pH モニタリングによる GER と一致した胸痛は約 23％であったとの報告がある[5]．一方で，逆流症状を訴えて受診した 6,215 例中，虚血性心疾患を除外した NCCP は 14.5％（903/6,215）にみられたとの報告がある[6]．また，コホート研究をまとめた解析では，冠動脈疾患がない NCCP を有する患者 517 例中，GER がみられる患者は 230 例（44±7％，10 研究）で，そのうち 9 研究 212 例の胸痛エピソード中 137 例（67±20％）で GER が関連していたとの報告がある[7]．また，NCCP 患者における食道内 pH による異常酸逆流は 21～53％にみられ，胸痛症状との関連性は 12～50％に認められる[8]．ただ，なぜ同じ GER でも胸やけを引き起こす場合と，胸痛を引き起こす場合があるかに関する理由は不明であるが，GER が胸痛を引き起こすメカニズムに，食道知覚過敏の関与や[9]，最近の痛みを伴うエピソードとの関連があるとの報告がある[10]．

GERD と胸痛との関連を検討したこれまでの研究では，両者の関連を直接的に検討した研究よりも，PPI による治療を行いその結果で胸痛が改善するか否かを検討し間接的に両者の関連を検討した研究が多くみられる．8 つの研究のメタアナリシスの結果，PPI による治療後も胸痛が持続する risk ratio は 0.54（95％ CI 0.41～0.71）と PPI の有効性が示されている[11]．また同メタアナリシスでは，PPI が酸関連症状のある NCCP 患者の診断ツールとして役立つかどうかについてのメタアナリシスによると，PPI テストの感度 80％（範囲 0～95％），特異度 74％（範囲 60～91％），診断オッズ比は 13.83（95％CI5.48～34.91）であり，PPI テストが酸関連 NCCP 患者の有用な診断ツールであることが示されている[11]．また,その後のシステマティックレビューでも PPI テストの有用性が確認されており[12]，別のメタアナリシスでは，高用量の PPI の 4 週間の投与が NCCP 患者のなかから GERD 患者を選別するのに有用であるとしている[13]．実臨床では NCCP と GERD の鑑別に PPI テストは簡便で有用であることから，P-CAB による治療を行いそ

の結果で胸痛が改善するか否かを検討する P-CAB テストの有用性も今後期待される．

なお，現在本邦において，P-CAB テストの胸痛に対する保険適用はない．

## 文献

1) Ford AC, Suares NC, Talley NJ. Meta-analysis: the epidemiology of noncardiac chest pain in the community. Aliment Pharmacol Ther 2011; **34**: 172-180（コホート）

2) 谷村隆志，足立経一，石村典久，ほか．非心臓性胸痛にて救急外来受診例における胃食道逆流症の頻度についての検討．日本消化器病学会雑誌 2008; **105**: 54-59（横断）

3) Mehta AJ, de Caestecker JS, Camm AJ, et al. Gastro-oesophageal reflux in patients with coronary artery disease: how common is it and does it matter? Eur J Gastroenterol Hepatol 1996; **8**: 973-978（コホート）

4) Lux G, Van Els J, The GS, et al. Ambulatory oesophageal pressure, pH and ECG recording in patients with normal and pathological coronary angiography and intermittent chest pain. Neurogastroenterol Motil 1995; **7**: 23-30（コホート）

5) Singh S, Richter JE, Hewson EG, et al. The contribution of gastroesophageal reflux to chest pain in patients with coronary artery disease. Ann Intern Med 1992; **117**: 824-830（コホート）

6) Jaspersen D, Kulig M, Labenz J, et al. Prevalence of extra-oesophageal manifestations in gastro-oesophageal reflux disease: an analysis based on the ProGERD Study. Aliment Pharmacol Ther 2003; **17**: 1515-1520（コホート）

7) Liuzzo JP, Ambrose JA. Chest pain from gastroesophageal reflux disease in patients with coronary artery disease. Cardiol Rev 2005; **13**: 167-173（コホート）

8) Fass R, Achem SR. Noncardiac chest pain: diagnostic evaluation. Dis Esophagus 2012; **25**: 89-101（ケースシリーズ）

9) Sarkar S, Aziz Q, Woolf CJ, et al. Contribution of central sensitisation to the development of non-cardiac chest pain. Lancet 2000; **356**: 1154-1159（横断）

10) Smith JL, Opekun AR, Larkai E, et al. Sensitivity of the esophageal mucosa to pH in gastroesophageal reflux disease. Gastroenterology 1989; **96**: 683-689（横断）

11) Cremonini F, Wise J, Moayyedi P, et al. Diagnostic and therapeutic use of proton pump inhibitors in non-cardiac chest pain: a metaanalysis. Am J Gastroenterol 2005; **100**: 1226-1232（メタ）

12) Wertli MM, Ruchti KB, Steurer J, et al. Diagnostic indicators of non-cardiovascular chest pain: a systematic review and meta-analysis. BMC Med 2013; **11**: 239（メタ）

13) Wang WH, Huang JQ, Zheng GF, et al. Is Proton Pump Inhibitor Testing an Effective Approach to Diagnose Gastroesophageal Reflux Disease in Patients With Noncardiac Chest Pain? A Meta-analysis, Arch Intern Med 2005; **165**: 1222-1228（メタ）

第7章　非定型的症状および食道外症状

# GER により慢性咳嗽・喘息が生じるか？

### 回答

● 食道・喉頭への逆流により慢性咳嗽が生じることがあるが，GER を伴う原因
不明の慢性咳嗽に対する PPI の治療効果は限定的である．一方，喘息と GERD
は合併する頻度が高く，PPI の投薬は喘息を改善する場合がある．

### 解説

　食道内への酸の GER が呼吸器疾患などの明らかな原因がない慢性咳嗽の原因となる場合があるか否かに関しては，食道内への酸還流による直接的な検討，横断的に GERD に咳嗽が合併する頻度からの検討などが行われてきた．原因不明の慢性咳嗽を有し食道 pH モニタリングで GER が証明されている例とコントロール例に食道内酸負荷を行ったところ，前者で有意に咳の回数，程度とも増強したとの報告がある[1]．慢性咳嗽の原因疾患に関する検討は多く行われており，GERD は原因のひとつにあげられるが，その頻度は 2〜86% と施設によりかなり異なる[2,3]．GER による咳嗽の機序に関しては，主に誤嚥説（reflux theory）と反射説（reflex theory）で説明されてきたが，非酸の逆流や食道運動機能不全の関与も重要視されている[3]．

　GERD を伴う慢性咳嗽に対する PPI の効果は報告により結果が一致しておらず，これらの研究のメタアナリシスでも原因不明の慢性咳嗽に対する PPI の効果は乏しいか，あっても限定的であると結論づけされており[4,5]，American College of Chest Physicians（ACCP）のガイドラインでは，食道症状を伴う患者では PPI の効果は期待しうるが，伴わない患者には PPI の単独治療は行うべきでないとしている[3]．今後，症例数や試験デザインを統一した更なる検討が必要であると考えられる．

　喘息と GERD が合併しやすいか否かに関しては多くの横断的な研究が行われており，喘息患者における GERD の有病率は平均 59.2% で一般人よりも高いことが示されている[6]．また，GERD 症状を有する例と有しない例の喘息の有病率を比較したノルウェーや台湾の大規模研究では，GERD 症状がある例はない例に比べて 1.6〜1.97 倍喘息の有病率が高いとされている[7,8]．反対に喘息例と対象者の GERD の有病率を比較した米国とスリランカの研究では，いずれも喘息例に GERD の有病率が高いと報告されている[9,10]．特に，喘息発作を生じやすいタイプ（exacerbation-prone asthma）で GERD が有意なリスク因子と指摘されている[11]．これらのエビデンスから喘息と GERD が合併するリスクは有意に高いと考えられる．ただし，一方が他方の原因となっているのか否かについては十分なエビデンスがない．

　PPI を中心とした胃酸分泌抑制療法が喘息症状や肺機能検査値を改善するか否かに関して多数の研究が行われているが，一定した結果は得られていない．2011 年に報告されたシステマティックレビューでは，PPI の投与により GERD を合併した喘息患者の肺機能検査の改善が認められたが，喘息症状に関しては有意な差がなかったとされている[12]．したがって，GERD 症状がある喘息例では PPI によってわずかではあるが喘息の改善効果がみられる場合があると考えられる．GER 防止手術の効果に関しては，研究報告のほとんどが非ランダム化試験であり症

例数も十分でないため，喘息例に胃酸分泌抑制療法と同等に有効かどうかに関してはエビデンスが十分ではない．

　なお，現在本邦において，PPI の慢性咳嗽・喘息に対する保険適用はない．

## █ 文献 █

1) Ing AJ, Ngu MC, Breslin AB. Pathogenesis of chronic persistent cough associated with gastroesophageal reflux. Am J Respir Crit Care Med 1994; **149**: 160-167（ランダム）

2) 日本呼吸器学会. 喀痰・咳嗽の診療ガイドライン 2019，メディカルレビュー社，2019（ガイドライン）

3) Kahrilas PJ, Altman KW, Chang AB, et al. Chronic Cough Due to Gastroesophageal Reflux in Adults: CHEST Guideline and Expert Panel Report. Chest 2016; **150**: 1341-1360（ガイドライン）

4) Chang AB, Lasserson TJ, Gaffney J, et al. Gastro-oesophageal reflux treatment for prolonged non-specific cough in children and adults. Cochrane Database Syst Rev 2011; **4**: CD004823（メタ）

5) Chang AB, Lasserson TJ, Kiljander TO, et al. Systematic review and meta-analysis of randomised controlled trials of gastro-oesophageal reflux interventions for chronic cough associated with gastro-oesophageal reflux. BMJ 2006; **332**: 11-17（メタ）

6) Havemann BD, Henderson CA, El-Serag HB. The association between gastro-oesophageal reflux disease and asthma: a systematic review. Gut 2007; **56**: 1654-1664（メタ）

7) Nordenstedt H, Nilsson M, Johansson S, et al. The relation between gastroesophageal reflux and respiratory symptoms in a population-based study: the Nord-Toendelag health survey. Chest 2006; **129**: 1051-1056（横断）

8) Tsai MC, Lin HL, Lin CC, et al. Increased risk of concurrent asthma among patients with gastroesophageal reflux disease: a nationwide population-based study. Eur J Gastroenterol Hepatol 2010; **22**: 1169-1173（横断）

9) Sontag SJ, O'Connell S, Miller TQ, et al. Asthmatics have more nocturnal gasping and reflux symptoms than nonasthmatics, and they are related to bedtime eating. Am J Gastroenterol 2004; **99**: 789-796（横断）

10) Amarasiri LD, Pathmeswaran A, de Silva HJ, et al. Prevalence of gastro-oesophageal reflux disease symptoms and reflux-associated respiratory symptoms in asthma. BMC Pulm Med 2010; **10**: 49（横断）

11) Denlinger LC, Phillips BR, Ramratnam S, et al. Inflammatory and Comorbid Features of Patients with Severe Asthma and Frequent Exacerbations. Am J Respir Crit Care Med 2017; **195**: 302-313（コホート）

12) Chan WW, Chiou E, Obstein KL, et al. The efficacy of proton pump inhibitors for the treatment of asthma in adults: a meta-analysis. Arch Intern Med 2011; **171**: 620-629（メタ）

第7章　非定型的症状および食道外症状

## GER により慢性咽喉頭炎(自覚症状のみのものを含む)が生じるか？

**回答**

● GER は咽喉頭炎，咽喉頭症状の原因となることがあるが，咽喉頭炎や自覚症状に対する PPI や外科的 GER 防止手術の効果は確定していない．

**解説**

　GER に伴う咽喉頭領域の症状や炎症所見は咽喉頭逆流症(laryngopharyngeal reflux disease：LPR)として扱われているが，統一した診断基準や評価方法は確立されていない[1]．GER が咽喉頭炎や咽喉頭症状の原因となることがあるか否かに関しては，GERD 例における咽喉頭炎の合併が非 GERD 例より高いとの多数の検討[2]，咽喉頭炎・有症状例における 2 チャネル食道 pH モニタリングを用いた検討で高率に喉頭レベルまでの酸の GER を認めた報告[3]，組織学的に検討された慢性喉頭炎所見と食道 pH モニタリングによる酸の GER が相関していた[4] などの肯定的な報告がみられる．発症機序に関しては胃酸やペプシンが直接喉頭粘膜を障害する直接障害説あるいは食道内逆流が迷走神経を介して症状を引き起こす反射説で説明されている．

　PPI による治療で咽喉頭炎や咽喉頭症状の改善がみられるかに関する検討では，効果があるとする報告[5,6] とないとする報告[7~9] があり，一定の見解が得られていない．PPI の治療効果に関して 13 の RCT をまとめたメタアナリシスでは，症状に関して PPI の 1 日 2 回投与(3~6 ヵ月)がプラセボに比して有意な改善がみられた[10]．一方で，咽頭粘膜の改善に関しては PPI とプラセボで差がみられないとする報告が多い[11]．

　腹腔鏡下噴門形成術などの外科治療の咽喉頭症状に対する効果は，逆流症状を伴う例では有効だが逆流症状を伴わない例では効果が少ないとも報告されている[12,13]．よって，現時点で慢性咽喉炎に対する PPI や噴門形成術施行などの酸の GER に対する治療の効果に関しては確定していないと考えざるを得ない．

　近年，唾液中のペプシン濃度の迅速測定法[14] や下咽頭食道インピーダンス・pH 検査[15] が開発され，LPR の評価に有用との報告があるが，LPR の診断や PPI 治療予測の有効性に関しては，まだ十分な検討が必要である．

　なお，現在本邦において，PPI や外科的 GER 防止手術の慢性咽喉頭炎に対する保険適用はない．

**文献**

1) Lechien JR, Schindler A, De Marrez LG, et al. Instruments evaluating the clinical findings of laryngopharyngeal reflux: A systematic review. Laryngoscope. 2019; **129**: 720-736 (メタ)
2) El-Serag HB, Sonnenberg A. Comorbid occurrence of laryngeal or pulmonary disease with esophagitis in United States military veterans. Gastroenterology 1997; **113**: 755-760 (ケースコントロール)
3) Issing WJ, Tauber S, Folwaczny C, et al. Impact of 24-hour intraesophageal pH monitoring with 2 channels in the diagnosis of reflux-induced otolaryngologic disorders. Laryngorhinootologie 2003; **82**: 347-352 (横断)

4) Kamargiannis N, Gouveris H, Katsinelos P, et al. Chronic pharyngitis is associated with severe acidic laryngopharyngeal reflux in patients with Reinke's edema. Ann Otol Rhinol Laryngol 2011; **120**: 722-726（ケースコントロール）

5) Williams RB, Szczesniak MM, Maclean JC, et al. Predictors of outcome in an open label, therapeutic trial of high-dose omeprazole in laryngitis. Am J Gastroenterol 2004; **99**: 777-785（コホート）

6) Yazici ZM, Sayin I, Kayhan FT, et al. Laryngopharyngeal reflux might play a role on chronic nonspecific pharyngitis. Eur Arch Otorhinolaryngol 2010; **267**: 571-574（ケースコントロール）

7) Qadeer MA, Phillips CO, Lopez AR, et al. Proton pump inhibitor therapy for suspected GERD-related chronic laryngitis: a meta-analysis of randomized controlled trials. Am J Gastroenterol 2006; **101**: 2646-2654（メタ）

8) Vaezi MF, Richter JE, Stasney CR, et al. Treatment of chronic posterior laryngitis with esomeprazole. Laryngoscope 2006; **116**: 254-260（ランダム）

9) Steward DL, Wilson KM, Kelly DH, et al. Proton pump inhibitor therapy for chronic laryngo-pharyngitis: a randomized placebo-control trial. Otolaryngol Head Neck Surg 2006; **131**: 342-350（ランダム）

10) Wei C. A meta-analysis for the role of proton pump inhibitor therapy in patients with laryngopharyngeal reflux. Eur Arch Otorhinolaryngol. 2016; **273**: 3795-801（メタ）

11) El-Serag HB, Lee P, Buchner A, et al. Lansoprazole treatment of patients with chronic idiopathic laryngitis: a placebo-controlled trial. Am J Gastroenterol 2001; **96**: 979-983（ランダム）

12) Wang AJ, Liang MJ, Jiang AY, et al. Comparison of patients of chronic laryngitis with and without troublesome reflux symptoms. J Gastroenterol Hepatol 2012; **27**: 579-585（コホート）

13) Ratnasingam D, Irvine T, Thompson SK, et al. Laparoscopic antireflux surgery in patients with throat symptoms: a word of caution. World J Surg 2011; **35**: 342-348（コホート）

14) Wang J, Zhao Y, Ren J, et al. Pepsin in saliva as a diagnostic biomarker in laryngopharyngeal reflux: a meta-analysis. Eur Arch Otorhinolaryngol. 2018; **275**: 671-678（メタ）

15) Fuchs HF, Muller DT, Berlth F, et al. Simultaneous laryngopharyngeal pH monitoring (Restech) and conventional esophageal pH monitoring-correlation using a large patient cohort of more than 100 patients with suspected gastroesophageal reflux disease. Dis Esophagus 2018 Oct 1;31(10).doi: 10.1093/dote/doy018.（コホート）

# GER により睡眠障害が生じるか？

**回答**

- ● GERD は睡眠障害の原因となり，GERD に起因する睡眠障害は PPI の投薬により改善する．

**解説**

　GERD が睡眠障害の原因となりうるか否かに関しては，従来から多数の疫学的研究が行われ，GERD 症例における睡眠障害の頻度は 26〜62％でコントロール群に比して有意に高いとするものが多く [1~4]，相対危険比は 1.8〜3.2 倍となる [5~7]．特に，夜間に逆流症状を有する例で睡眠障害を有する頻度が高いことが示されている [7]．また，日本の 9,643 例を対象とした Nagahama study において逆流症状が強いほど睡眠時間が少なく，GERD の存在が睡眠時間の短縮に関連する独立因子としてあげられており，酸逆流による睡眠障害が示唆されている [8]．一方，食道粘膜びらんの存在や食道炎の重症度と睡眠障害の間には有意な関係がないこと [9] や，逆流性食道炎よりも NERD において睡眠障害の頻度が高いことも示されている [2,4]．これらの結果は逆流症状の存在，特に夜間の逆流症状と睡眠障害の関係が強いことを示していると考えられる．

　GERD 例に PPI を投薬すると睡眠障害が改善するか否かに関してはプラセボを用いた 8 つの RCT をまとめたシステマティックレビューが報告されている．8 件の RCT 研究のうち 1 件の症例数 15 例の小規模研究を除いてすべて PPI が GERD 例の睡眠障害を改善するとされている．さらに，特にエビデンスレベルの高い症例数 250 例以上の 3 研究はすべて PPI の有効性を示している [10]．日本人を対象とした検討においても，逆流性食道炎を有する例に PPI を用いて治療を行うと睡眠障害が改善するとするオープンラベル試験が報告されている [11]．また，睡眠障害を有する例を対象とした PPI とプラセボを用いた二重盲検試験では，逆流症状を有する睡眠障害例にのみ PPI が有効であることが報告されている [12]．さらに PPI 抵抗性 GERD 症例に対して PPI の倍量分割投与やボノプラザン 20 mg の投与により，GERD 症状の改善に加えて睡眠障害を改善したことが報告されている [13,14]．したがって，PPI 抵抗性 GERD において，GERD 治療を強化することによって GERD 症状のみならず睡眠障害も改善することが期待される．これらのエビデンスから，GERD は睡眠障害の原因となり，PPI により改善するといえる．また，GERD の睡眠障害の原因は，主に夜間の逆流症状であると考えられる．

　なお，現在本邦において，PPI の睡眠障害に対する保険適用はない．

**文献**

1) Vela MF, Kramer JR, Richardson PA, et al. Poor sleep quality and obstructive sleep apnea in patients with GERD and Barrett's esophagus. Neurogastroenterol Motil 2014; **26**: 346-352（ケースコントロール）
2) Matsuki N, Fujita T, Watanabe N, et al. Lifestyle factors associated with gastroesophageal reflux disease in the Japanese population. J Gastroenterol 2013; **48**: 340-349（横断）
3) Cadiot G, Delaage PH, Fabry C, et al. Sleep disturbances associated with gastro-oesophageal reflux disease: prevalence and impact of treatment in French primary care patients. Dig Liver Dis 2011; **43**: 784-787（横断）

4) Fujiwara Y, Kohata Y, Kaji M, et al. Sleep dysfunction in Japanese patients with gastroesophageal reflux disease: prevalence, risk factors, and efficacy of rabeprazole. Digestion 2010; **81**: 135-141（横断）

5) On ZX, Grant J, Shi Z, et al. The association between gastroesophageal reflux disease with sleep quality, depression, and anxiety in a cohort study of Australian men. J Gastroenterol Hepatol 2017; **32**: 1170-1177（コホート）

6) Jansson C, Nordenstedt H, Wallander MA, et al. A population-based study showing an association between gastroesophageal reflux disease and sleep problems. Clin Gastroenterol Hepatol 2009; **7**: 960-965（ケースコントロール）

7) Mody R, Bolge SC, Kannan H, et al. Effects of gastroesophageal reflux disease on sleep and outcomes. Clin Gastroenterol Hepatol 2009; **7**: 953-959（横断）

8) Murase K, Tabara Y, Takahashi Y, et al. Gastroesophageal reflux disease symptoms and dietary behaviors are significant correlates of short sleep duration in the general population: the Nagahama Study. Sleep. 2014; **37**: 1809-1815（横断）

9) Kusano M, Kouzu T, Kawano T, et al. Nationwide epidemiological study on gastroesophageal reflux disease and sleep disturbances in the Japanese population. J Gastroenterol 2008; **43**: 833-841（横断）

10) Regenbogen E, Helkin A, Georgopoulos R, et al. Esophageal reflux disease proton pump inhibitor therapy impact on sleep disturbance: a systematic review. Otolaryngol Head Neck Surg 2012; **146**: 524-532（メタ）

11) Hongo M, Kinoshita Y, Miwa H, et al. The demographic characteristics and health-related quality of life in a large cohort of reflux esophagitis patients in Japan with reference to the effect of lansoprazole: the REQUEST study. J Gastroenterol 2008; **43**: 920-927（コホート）

12) Aimi M, Komazawa Y, Hamamoto N, et al. Effects of omeprazole on sleep disturbance: randomized multi-center double-blind placebo-controlled trial. Clin Transl Gastroenterol 2014; **5**: e57（ランダム）

13) Fujiwara Y, Habu Y, Ashida K, et al. Sleep disturbances and refractory gastroesophageal reflux disease symptoms in patients receiving once-daily proton pump inhibitors and efficacy of twice-daily rabeprazole treatment. Digestion 2013; **88**: 145-152（横断）

14) Okuyama M, Nakahara K, Iwakura N, et al. Factors Associated with Potassium-Competitive Acid Blocker Non-Response in Patients with Proton Pump Inhibitor-Refractory Gastroesophageal Reflux Disease. Digestion 2017; **95**: 281-287（非ランダム）

# GER により歯の酸蝕症が生じるか？

## 回答

● GERD と歯の酸蝕症が合併する可能性が高い.

### 解説

　歯の酸蝕症は，細菌の関与のない酸による化学的な歯の溶解である．その病因は，内因性（GERD および摂食障害による持続性の嘔吐）と外因性（主に酸性飲食物の過剰摂取）に分類され，国内横断的研究（15〜89 歳，平均年齢 49.1 歳，1,108 名）における酸蝕症の罹患状況は 26.1％であり[1]，世代別の多変量解析では 30 歳代ならびに 40 歳代において内因性酸蝕症との高い相関性が認められている[2]．う蝕（むし歯）や歯周病との違いとして，口腔内細菌の関与の有無があげられ，酸蝕症は細菌が存在しなくとも発症する．すなわち，う蝕や歯周病と異なり，歯みがきでは予防できない歯の疾患である．内因性酸蝕症では，主に胃酸が嘔吐物（胃内容物）に混在して口腔内に逆流することで歯が溶け出す．この場合，嘔吐物と接触しやすい上顎前歯および臼歯の口蓋側が溶解することが多く（図 1a，b），重度症例では下顎臼歯咬合面にまでその影響が及ぶこともある（図 1c）.

　歯の酸蝕症と GERD の関係に関しては様々な横断的な研究が行われてきた．2000 年に発表された研究では[3]，20 人の成人被験者が消化器内科および歯科を受診し，内視鏡，24 時間 pH モニタリングおよび口腔内検査を実施した結果，GERD と歯の酸蝕症との関連性を認めている．また，1996 年に発表された研究では[4]，36 人の歯の酸蝕症を有する被験者を対象に食道内および口腔内 24 時間 pH モニタリングを行い，36 人中 23 人（64％）の被験者において GERD を疑う pH 所見（pH 4 以下を示す測定時間の割合が 5.7％）を認め，口腔内 pH 所見（pH 5.5 以下および pH 6 以下）との間に各々相関性を認めた．2008 年にこれらの横断的研究 17 研究をまとめた報告では，歯の酸蝕症と GERD には強い相関関係があるとしている．ただし，コントロールを有する研究が少ないことが問題であった[5]．2008 年に発表された 300 症例を対象としたケースコントロール研究では，歯の酸蝕症と GERD に有意な関係はみられず[6]，2012 年，2017 年に報告されたケースコントロール研究では有意な関係があるとされている[7,8]．また，二重盲検試験では，GERD と酸蝕症を有する 30 症例を対象に行われたエソメプラゾール 20 mg×2 あるいはプラセボ投薬の PPI 投薬が歯のエナメル質酸蝕の進行を遅らせることが報告されている[9]．なお，2011 年ならびに 2018 年に発表されたシステマティックレビューでは，横断的研究およびケースコントロール研究 10〜15 研究がまとめられ，GERD と歯の酸蝕症には強い相関関係があるとしている[10,11]．全体として被検者数が少ない報告が多く，今後メタアナリシスなどの解析が待たれるが，総じて GERD と歯の酸蝕症との高い関連性を指摘する報告が多いことから，GERD の歯の硬組織に及ぼす影響に関する意識付けが重要であると考えられる.

　内因性酸蝕症が重症化した場合，口腔内全体に及ぶ広範囲な歯科治療および術後管理が必要となるため，歯科治療そのものが複雑で長期化する傾向にある．GERD の食道外症状として位置づけられる歯の酸蝕症は，医科歯科双方からの臨床対応が必要であり，さらなる医科歯科連

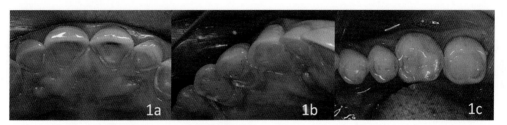

**図1　GERD による歯の酸蝕症の代表症例**
エナメル質が溶け，象牙質が露出し，すり減っているため，歯がしみて上手く咬めない．
（a および c は，北迫勇一，岩切勝彦．知る診る対応する酸蝕症．クインテッセンス出版，東京，2017 より許諾を得て転載）

携の構築が望まれる．
　なお，現在本邦において，エソメプラゾール 20 mg×2 の GERD に対する保険適用はない．

## 文献

1）Kitasako Y, Sasaki Y, Takagaki T, et al. Age-specific prevalence of erosive tooth wear by acidic diet and gastroesophageal reflux in Japan. J Dent 2015; **43**: 418-423（横断）

2）Kitasako Y, Sasaki Y, Takagaki T, et al. Multifactorial logistic regression analysis of factors associated with the incidence of erosive tooth wear among adults at different ages in Tokyo. Clin Oral Investig 2017; **21**: 2637-2644（横断）

3）Gregory-Head BL, Curtis DA, Kim L, et al. Evaluation of dental erosion in patients with gastroesophageal reflux disease. J Prosthet Dent 2000; **83**: 675-680（横断）

4）Bartlett DW, Evans DF, Anggiansah A, et al. A study of the association between gastro-oesophageal reflux and palatal dental erosion. Br Dent J 1996; **181**: 125-131（ケースコントロール）

5）Pace F, Pallotta S, Tonini M, et al. Systematic review: gastro-oesophageal reflux disease and dental lesions. Aliment Pharmacol Ther 2008; **27**: 1179-1186（メタ）

6）Fede OD, Liberto CD, Occhipinti G, et al. Oral manifestations in patients with gastro-oesophageal reflux disease: a single-center case control study. J Oral Pathol Med 2008; **37**: 336-340（ケースコントロール）

7）Yoshikawa H, Furuta K, Ueno M, et al. Oral symptoms including dental erosion in gastroesophageal reflux disease are associated with decreased salivary flow volume and swallowing function. J Gastroenterol 2012; **47**: 412-420（ケースコントロール）

8）Ramachandran A, Raja Khan SI, Vaitheeswaran N. Incidence and pattern of dental erosion in gastroesophageal reflux disease patients. J Pharm Bioallied Sci 2017; **9**: S138-S141（ケースコントロール）

9）Wilder-Smith CH, Wilder-Smith P, Kawakami-Wong H, et al. Quantification of dental erosions in patients with GERD using optical coherence tomography before and after double-blind, randomized treatment with esomeprazole or placebo. Am J Gastroenterol 2009; **104**: 2788-2795（ランダム）

10）Firouzei MS, Khazaei S, Afghari P, et al. Gastroesophageal reflux disease and tooth erosion: SEPAHAN systematic review no. 10. Dent Res J (Isfahan) 2011; **8**: S9-S14（メタ）

11）Picos A, Badea ME, Dumitrascu DL. Dental erosion in gastro-esophageal reflux disease. A systematic review. Clujul Med 2018; **91**: 387-390（メタ）

# BQ 7-6

## GER によりその他の食道外症状が生じるか？

### 回答

● GERD と閉塞性睡眠時無呼吸症候群（OSAS）が合併する可能性がある．慢性副鼻腔炎，慢性閉塞性肺疾患などの肺疾患，中耳炎との合併の可能性も検討されている．

### 解説

　閉塞性睡眠時無呼吸症候群（obstructive sleep apnea syndorme：OSAS）と GERD の関係について，OSAS 患者における GERD の合併はコントロールに比べて高いことが報告されており[1]，7つの横断，ケースコントロール研究をまとめたメタアナリシスでは，OSAS と GERD には有意な関連（OR 1.75, 1.18〜2.59）があることが示されている[2]．また，OSAS 患者は健常者に比べて夜間の GERD 症状が多く，CPAP（continuous positive airway pressure）治療が夜間の GERD 症状を改善するとしている[3]．反対に夜間の GERD 症状を有する患者は OSAS 症状を有するリスクが高いことも報告されている[4]．一方，OSAS を対象に PPI の効果を検討した2つのランダム化研究と4つのコホート研究検討をまとめたメタアナリシスでは PPI の投与により無呼吸の指標に大きな差がみられなかったと報告された[5]．全体をみると GERD と OSAS の間には関係があるように思われるが，肥満や不眠など両疾患に共通したリスク因子を持っており，直接関係があるかは明らかではない．

　慢性副鼻腔炎と GERD の関係については，4つのケースコントロール研究をまとめたメタアナリシスで GERD 例が OR 1.69（1.60〜1.79）で慢性副鼻腔炎を合併しやすいと報告されており，反対に慢性副鼻腔炎患者において OR 1.61（1.50〜1.73）で GERD の頻度が高いことも示されている[6]．しかし，PPI の治療効果に関する検討はほとんど行われていない[7]．

　肺疾患に関しても GERD 例は，肺線維症を OR 1.36（95％CI 1.25〜1.48），気管支拡張症を OR 1.26（1.09〜1.47），肺炎を OR 1.15（1.12〜1.18）のリスクで発症しやすいとする報告[8] や，反対に慢性閉塞性肺疾患例は OR 1.46（1.19〜1.78）で GERD を発症しやすいとする報告がある[9]．一方，GERD と特発性肺線維症の関連について，18のケースコントロール研究をまとめたメタアナリシスでは両疾患に有意な関連性が指摘されたものの，交絡因子として喫煙の影響を除外すると明確な関連は示されなかった[10]．

　小児中耳炎でみられる中耳の滲出液中にペプシンを認めるとする報告が過去になされ[11]，GERD との関連については小児例での検討が主に行われているが[12]，成人例においても中耳炎例は非中耳炎例と比較して GERD 症状が多いとする報告がなされている[13]．上記にあげたこれらの疾患に関しては報告が少なく，エビデンスも高くなく，因果関係に関しても不明なものが多いため，今後の検討が望まれる．

　なお，現在本邦において，PPI の上記疾患に対する保険適用はない．

## 文献

1) Fass R, Quan SF, O'Connor GT, et al. Predictors of heartburn during sleep in a large prospective cohort study. Chest 2005; **127**: 1658-1666（コホート）

2) Wu ZH, Yang XP, Niu X, et al. The relationship between obstructive sleep apnea hypopnea syndrome and gastroesophageal reflux disease: a meta-analysis. Sleep Breath 2019; **23**: 389-397（メタ）

3) Shepherd KL, James AL, Musk AW, et al. Gastro-oesophageal reflux symptoms are related to the presence and severity of obstructive sleep apnoea. J Sleep Res 2011; **20**: 241-249（ケースコントロール）

4) Emilsson OI, Janson C, Benediktsdottir B, et al. Nocturnal gastroesophageal reflux, lung function and symptoms of obstructive sleep apnea: Results from an epidemiological survey. Respir Med 2012; **106**: 459-466（横断）

5) Rassameehiran S, Klomjit S, Hosiriluck N, et al. Meta-analysis of the effect of proton pump inhibitors on obstructive sleep apnea symptoms and indices in patients with gastroesophageal reflux disease. Proc (Bayl Univ Med Cent) 2016; **29**: 3-6（メタ）

6) Leason SR, Barham HP, Oakley G, et al. Association of gastro-oesophageal reflux and chronic rhinosinusitis: systematic review and meta-analysis. Rhinology 2017; **55**: 3-16（メタ）

7) DiBaise JK, Olusola BF, Huerter JV, et al. Role of GERD in chronic resistant sinusitis: a prospective, open label, pilot trial. Am J Gastroenterol 2002; **97**: 843-850（非ランダム）

8) El-Serag HB, Sonnenberg A. Comorbid occurrence of laryngeal or pulmonary disease with esophagitis in United States military veterans. Gastroenterology 1997; **113**: 755-760（コホート）

9) García Rodríguez LA, Ruigómez A, Martín-Merino E, et al. Relationship between gastroesophageal reflux disease and COPD in UK primary care. Chest 2008; **134**: 1223-1230（コホート）

10) Bedard Methot D, Leblanc E, Lacasse Y. Meta-analysis of Gastroesophageal Reflux Disease and Idiopathic Pulmonary Fibrosis. Chest 2019; **155**: 33-43（メタ）

11) Tasker A, Dettmar PW, Panetti M, et al. Is gastric reflux a cause of otitis media with effusion in children? Laryngoscope 2002; **112**: 1930-1934（ケースシリーズ）

12) Miura MS, Mascaro M, Rosenfeld RM. Association between otitis media and gastroesophageal reflux: a systematic review. Otolaryngol Head Neck Surg 2012; **146**: 345-352（メタ）

13) Sone M, Kato T, Suzuki Y, et al. Relevance and characteristics of gastroesophageal reflux in adult patients with otitis media with effusion. Auris Nasus Larynx 2011; **38**: 203-207（ケースコントロール）

# 第8章
# Barrett 食道

# BQ 8-1

## 本邦において Barrett 食道はどのように定義されるか？

回答

● 日本では，Barrett 粘膜（胃から連続性に食道に伸びる円柱上皮で，腸上皮化生の有無を問わない）の存在する食道と定義されている．

### 解説

日本では食道癌取扱い規約（第 11 版）[1] に従い，Barrett 食道を定義することが一般的である．規約によれば，「Barrett 食道は，Barrett 粘膜（胃から連続性に食道に伸びる円柱上皮で，腸上皮化生の有無を問わない）の存在する食道」と定義されている[1]．さらに，食道胃接合部の同定として，内視鏡検査における食道下部の柵状血管の下端，上部消化管造影検査における His 角を水平に延長した線，内視鏡および上部消化管造影検査における胃大弯の縦走襞の口側終末部，切除標本の肉眼的観察では周径の変わる部位とされている[1]．Barrett 食道は，「全周性に 3cm 以上の Barrett 粘膜を認める場合を long segment Barrett's esophagus（LSBE）という一方，Barrett 粘膜の一部が 3cm 未満であるか，または非全周性のものを short segment Barrett's esophagus（SSBE）と呼ぶ」ことが規約に記載されている[1]．

しかしながら，世界的にみると Barrett 食道の定義は統一されていないのが現状である．その原因として，①生検の必要性（組織学的基準），②長さ，③食道胃接合部の内視鏡診断の違いがあげられる[2]．英国を除く欧米では腸上皮化生を伴っていることが Barrett 食道の必須条件とされている[3~9]．これは腸上皮化生から dysplasia，腺癌が生じやすいことからである．しかし，Barrett 食道における腸上皮化生は，びまん性に認めないことから，その存在診断は採取部位・個数の問題が残されている[2]．食道胃接合部の内視鏡診断は日本では，柵状血管の下端を用いることが一般的であるが，欧米ではこの指標は用いられず，胃粘膜襞の口側と定義することが多い．日本では，深吸時気時に十分な伸展下に観察することが重要とされている点も食道胃接合部の内視鏡診断が異なる一因である[2]．したがって，世界的にもガイドライン上，Barrett 食道の定義は統一されていないといえる[10]．アジアでの調査でも，各国・内視鏡診断医間で Barrett 食道診断基準の相違を認めることが報告されている[11]．Praque C&M criteria では，全周性に存在する Barrett 食道長と最大長を別個に記載することを提案している[12]．

### 文献

1) 日本食道学会（編）．食道癌取扱い規約，第 11 版，金原出版，2015: p36-37，p56-62（ガイドライン）
2) 星原芳雄．GERD と Barrett 食道—診断基準の国際的相違と問題点．消化器内視鏡 2009; **214**: 1145-1152（横断）
3) American Gastroenterological Association, Spechler SJ, Sharma P, Souza RF ,et al. American Gastroenterological Association medical position statement on the management of Barrett's esophagus. Gastroenterology **2011**; 140: 1084-1091（ガイドライン）
4) ASGE Standards of Practice Committee, Evans JA, Early DS, Fukami N, et al. The role of endoscopy in Barrett's esophagus and other premalignant conditions of the esophagus. Gastrointest Endosc 2012; **76**: 1087-1094（ガイドライン）
5) Fitzgerald RC, di Pietro M, Ragunath K, et al. British Society of Gastroenterology guidelines on the diag-

nosis and management of Barrett's oesophagus. Gut 2014; **63**: 7-42（ガイドライン）

6）Whiteman DC, Appleyard M, Bahin FF, et al. Australian clinical practice guidelines for the diagnosis and management of Barrett's esophagus and early esophageal adenocarcinoma. J Gastroenterol Hepatol 2015; **30**: 804-820（ガイドライン）

7）Shaheen NJ, Falk GW, Iyer PG, et al. ACG Clinical Guideline: Diagnosis and Management of Barrett's Esophagus. Am J Gastroenterol 2016; **111**: 30-50（ガイドライン）

8）Fock KM, Talley N, Goh KL, et al. Asia-Pacific consensus on the management of gastro-oesophageal reflux disease: an update focusing on refractory reflux disease and Barrett's oesophagus. Gut 2016; **65**: 1402-1415（ガイドライン）

9）Weusten B, Bisschops R, Coron E, et al. Endoscopic management of Barrett's esophagus: European Society of Gastrointestinal Endoscopy (ESGE) Position Statement. Endoscopy 2017; **49**: 191-198（ガイドライン）

10）Clermont M, Falk GW. Clinical Guidelines Update on the Diagnosis and Management of Barrett's Esophagus. Dig Dis Sci 2018; **63**: 2122-2128（ガイドライン）

11）Ishimura N, Amano Y, Sollano JD, et al. Questionnaire-based survey conducted in 2011 concerning endoscopic management of Barrett's esophagus in East Asian countries. Digestion 2012; **86**: 136-146（横断）

12）Sharma P, Dent J, Armstrong D, et al. The development and validation of an endoscopic grading system for Barrett's esophagus: the Prague C & M criteria. Gastroenterology 2006; **131**: 1392-1399（横断）

第8章 Barrett 食道

# Barrett 食道の発生の要因は何か？

回 答

● 胃酸，胆汁酸の食道内逆流は，Barrett 食道の発生要因と考えられる．

■ 解説 ■

　Barrett 食道の発生要因を調べるには，臨床的に各因子と Barrett 食道の関連を示し，実験動物，培養細胞を用いた研究で，因果関係を明らかにする必要がある．

　食道 pH モニタリングを用いた検討で，食道内酸曝露時間が，Barrett 食道の存在，長さと関連していることが報告されている[1]．同様に，食道内の胆汁酸逆流を検出するビリルビンモニタリングでの研究で，食道内のビリルビン曝露時間と Barrett 食道の存在，長さに関連があることが示されている[2,3]．また，胃酸と胆汁酸は，それらの組み合わせによって，さらに Barrett 食道のリスクを上げることが示されている[2,3]．動物実験では，胃酸，胆汁酸の食道内逆流モデルにおいて，Barrett 食道が発生することが示されている[4]．そして，食道扁平上皮培養細胞に胃酸，胆汁酸を添加することで，円柱上皮化生と関連する遺伝子が発現することが示されている[5,6]．よって，これらの研究結果から，胃酸，胆汁酸の食道内逆流が，Barrett 食道の発生と関連していると考えられる．

　このほか，ヒトの食道胃接合部，Barrett 食道の内腔では，限局的に高濃度の一酸化窒素が発生しており[7,8]，実験動物，培養細胞を用いた研究では，この一酸化窒素曝露によって Barrett 食道の発生が促進されることが示されている[9,10]．しかし，臨床的にヒトの食道内一酸化窒素の濃度と Barrett 食道の存在，長さを証明した研究はまだない．

　また，これらの消化管内腔からの傷害物質の曝露があっても，必ずしも Barrett 食道が発生するとは限らず，個々の食道上皮の反応性に関連する遺伝子多型も関与していると考えられる．

■ 文献 ■

1) Fass R, Hell RW, Garewal HS, et al. Correlation of oesophageal acid exposure with Barrett's oesophagus length. Gut 2001; **48**: 310-313 （ケースコントロール）
2) Champion G, Richter JE, Vaezi MF, et al. Duodenogastroesophageal reflux: relationship to pH and importance in Barrett's esophagus. Gastroenterology 1994; **107**: 747-754 （ケースコントロール）
3) Koek GH, Sifrim D, Lerut T, et al. Multivariate analysis of the association of acid and duodeno-gastro-oesophageal reflux exposure with the presence of oesophagitis, the severity of oesophagitis and Barrett's oesophagus. Gut 2008; **57**: 1056-1064 （ケースコントロール）
4) Mirvish SS. Studies on experimental animals involving surgical procedures and/or nitrosamine treatment related to the etiology of esophageal adenocarcinoma. Cancer Lett 1997; **117**: 161-174
5) Marchetti M, Caliot E, Pringault E. Chronic acid exposure leads to activation of the cdx2 intestinal homeobox gene in a long-term culture of mouse esophageal keratinocytes. J Cell Sci 2003; **116**: 1429-1436
6) Kazumori H, Ishihara S, Rumi MA, et al. Bile acids directly augment caudal related homeobox gene Cdx2 expression in oesophageal keratinocytes in Barrett's epithelium. Gut 2006; **55**: 16-25
7) Iijima K, Henry E, Moriya A, et al. Dietary nitrate generates potentially mutagenic concentrations of nitric oxide at the gastroesophageal junction. Gastroenterology 2002; **122**: 1248-1257
8) Suzuki H, Iijima K, Scobie G, et al. Nitrate and nitrosative chemistry within Barrett's oesophagus during acid reflux. Gut 2005; **54**: 1527-1535

9) Endo H, Iijima K, Asanuma K, et al. Exogenous luminal nitric oxide exposure accelerates columnar transformation of rat esophagus. Int J Cancer 2010; **127**: 2009-2019

10) Asanuma K, Huo X, Agoston A, et al. In oesophageal squamous cells, nitric oxide causes S-nitrosylation of Akt and blocks SOX2 (sex determining region Y-box 2) expression. Gut 2016; **65**: 1416-1426

# 一般日本人および日本人 GERD 患者のなかで Barrett 食道の合併頻度は，それぞれどれくらいか？

回 答

● LSBE の頻度は 1% 以下とする報告が多く，SSBE に比べて非常に少ない.

解説

表 1 に日本における Barrett 食道の頻度を検討した報告例を GERD 診療ガイドライン 2015 に追加してまとめる[1~5]. 調査年や対象が異なっており，また厳密に日本人の population-based study がないため，一般日本人および GERD 患者における Barrett 食道の頻度は不明である. SSBE の頻度は報告者により大きく異なる. この理由については，Barrett 食道長をどの程度短

表1　本邦における Barrett 食道の頻度

| 報告者 | 調査年（出版年） | 数 | LSBE | SSBE | Total |
| --- | --- | --- | --- | --- | --- |
| 熊谷ら | 1981~1983 | 1,000 | 14 (1.4%) | 47 (4.7%) | 61 (6.1%) |
| 西ら | 1993~1995 | 657 | 2 (0.3%) | 38 (5.8%) | 40 (6.1%) |
| Azuma ら | 1996~1998 | 650 | 4 (0.6%) | 102 (15.7%) | 106 (16.3%) |
| 星原ら | (1999) | 9,018 | 39 (0.4%) | 2,881 (31.9%) | 2,920 (32.4%) |
| 太田ら | 1999 | 232 | 2 (0.9%) | 16 (6.9%) | 18 (7.8%) |
| 中村ら | 1999 | 539 | 5 (0.9%) | 318 (59.0%) | 323 (59.9%) |
| Hongo ら | 1999~2000 | 18,400 | 7 (0.04%) | 216 (1.2%) | 223 (1.2%) |
| 関口ら | 2000 | 1,496 | 17 (1.1%) | 532 (35.6%) | 549 (36.7%) |
| Fujiwara ら | 2000~2001 | 548 | 1 (0.2%) | 66 (12.0%) | 67 (12.2%) |
| 仁木ら | 2002~2003 | 1,852 | 3 (0.2%) | 664 (35.9%) | 667 (36.0%) |
| 河野ら | 2003 | 2,577 | 5 (0.2%) | 531 (20.6%) | 536 (20.8%) |
| Amano ら | 2003~2004 | 1,668 | 4 (0.2%) | 329 (19.7%) | 333 (20.0%) |
| Yamagishi ら[1] | 2003 | 6,504 | 32 (0.5%) | 637 (9.8%) | 669 (10.3%) |
| Okita ら | 2005~2007 | 5,338 | 10 (0.2%) | 1,997 (37.4%) | 2,007 (37.6%) |
| Akiyama ら | 2005~2006 | 463 | 2 (0.4%) | 209 (45.1%) | 211 (45.6%) |
| Akiyama ら | 2005~2006 | 869 | 4 (0.5%) | 370 (42.6%) | 374 (43.0%) |
| Matsuzaki ら | 2007~2008 | 4,945 | 64 (1.3%) | 464 (9.4%) | 528 (10.7%) |
| Mori ら | 2007~2008 | 1,580 | 10 (0.6%) | 502 (31.8%) | 512 (32.4%) |
| 岸本ら[2] | 2011~2012 | 4,396 | 13 (0.3%) | 1,149 (26.1%) | 1,162 (26.4%) |
| Watari ら[3] | 2011~2012 | 1,581 | 7 (0.4%) | 478 (30.2%) | 485 (30.7%) |
| Matsuzaki ら[4] | 2012~2013 | 2,608 | 0 (0%) | 139 (5.3%) | 139 (5.3%) |
| Masuda ら[5] | 2013~2014 | 8,031 | 17 (0.2%) | 157 (2.0%) | 174 (2.2%) |
| Total | | 74,952 | 262 (0.3%) | 11,842 (15.8%) | 12,104 (16.1%) |

Yamagishi らの論文では%値のみの報告のため，表内の症例数は%値より推算.
（改訂 2 版より作成）

いものまで含めるか，その形態，特に舌状の Barrett 粘膜を含めるかなど個々の内視鏡医の診断の違いによると考えられる．LSBE については診断のバイアスは少ないと考えられ，その頻度は1%以下とする報告が多い．全体として LSBE の頻度は平均 0.3%（95%CI 0.3〜0.7）であり，SSBE 頻度平均 15.8%（95%CI 15.0〜29.5）と比較して明らかに低いといえる．GERD を対象とした報告は少ないが，Matsuzaki らの健診者を対象とした研究において，逆流性食道炎群では SSBE が15.7%（34/216）と非逆流性食道炎群（4.4%，105/2,392）に比較して高いことが報告されている[4]．

## 文献

1) Yamagishi H, Koike T, Ohara S, et al. Tongue-like Barrett's esophagus is associated with gastroesophageal reflux disease. World J Gastroenterol 2008; **14**: 4196-203（横断）
2) 岸本信三，長濱正吉，石原　淳ほか．沖縄県における Barrett 食道についての調査．沖縄消化器内視鏡会記念誌 2013; **50**: 11-19（横断）
3) Watari J, Hori K, Toyoshima F, et al. Association between obesity and Barrett's esophagus in a Japanese population: a hospital-based, cross-sectional study. BMC Gastroenterol 2013; **13**: 143（横断）
4) Matsuzaki J, Suzuki H, Kobayakawa M, et al. Association of Visceral Fat Area, Smoking, and Alcohol Consumption with Reflux Esophagitis and Barrett's Esophagus in Japan. PLoS One 2015; **10**: e0133865（横断）
5) Masuda A, Fujita T, Murakami M, et al. Influence of hiatal hernia and male sex on the relationship between alcohol intake and occurrence of Barrett's esophagus. PLoS One 2018; **13**: e0192951（横断）

第8章　Barrett 食道

## BQ 8-4

# 日本人の Barrett 食道からの発癌頻度はどれくらいか？

### 回答

● 日本人の LSBE からの発癌頻度は年率 1.2％と推定される．SSBE からの発癌頻度は現時点では不明である．

### 解説

　欧米の食道癌は腺癌の割合が高く，約半数を占めるとされ食道腺癌の増加率は極めて著しいと報告されている[1]．日本の食道癌の多くは扁平上皮癌であり，腺癌は少ないが，Barrett 食道からの腺癌発症を含めて確実に増加傾向となっている[2]．欧米の報告では，Barrett 食道からの発癌は年率 0.3〜0.6％とされる[3-5]．SSBE と LSBE の発癌頻度を比較したメタアナリシスによると high grade dysplasia（HGD）を含めた発癌は年率 LSBE 0.76％と SSBE 0.24％に比較して高いことが報告されている[6]．

　本邦で進行中の「バレット食道の発癌リスクを明らかにするための多施設参加の前向きコホート研究—LSBE 調査研究」の中間報告において，初回観察時に食道腺癌を認めた 6 例を除く 209 例の LSBE（251 観察人年）のなかで 3 例の食道腺癌の発生を認めたことから，発癌頻度は年率 1.2％と推定されると報告されている[7]．本邦における SSBE からの発癌頻度に関するエビデンスレベルの高い報告はなく，現時点での発癌頻度は不明である．

### 文献

1) Devesa SS, Blot WJ, Fraumeni JF Jr. Changing patterns in the incidence of esophageal and gastric carcinoma in the United States. Cancer 1998; **83**: 2049-2053（横断）
2) 天野祐二，安積貴年，坪井　優，ほか．本邦における Barrett 食道癌の疫学—現況と展望．日本消化器病学会誌 2015; **112**: 219-231（メタ）
3) Yousef F, Cardwell C, Cantwell MM, et al. The incidence of esophageal cancer and high-grade dysplasia in Barrett's esophagus: a systematic review and meta-analysis. Am J Epidemiol 2008; **168**: 237-249（メタ）
4) Sikkema M, de Jonge PJ, Steyerberg EW, et al. Risk of esophageal adenocarcinoma and mortality in patients with Barrett's esophagus: a systematic review and meta-analysis. Clin Gastroenterol Hepatol 2010; **8**: 235-244（メタ）
5) Desai TK, Krishnan K, Samala N, et al. The incidence of oesophageal adenocarcinoma in non-dysplastic Barrett's oesophagus: a meta-analysis. Gut 2012; **61**: 970-976（メタ）
6) Chandrasekar VT, Hamade N, Desai M, et al. Significantly lower annual rates of neoplastic progression in short- compared to long-segment non-dysplastic Barrett's esophagus: a systematic review and meta-analysis. Endoscopy 2019; **51**: 665-672（メタ）
7) Matsuhashi N, Sakai E, Ohata K, et al. Surveillance of patients with long-segment Barrett's esophagus: A multicenter prospective cohort study in Japan. J Gastroenterol Hepatol 2017; **32**: 409-414（コホート）

# Barrett 食道における発癌の危険因子は何か？

**回答**

● 欧米における Barrett 食道における発癌の明らかな危険因子は，男性，喫煙習慣，Barrett 食道の長さ，low grade dysplasia の存在である．

**解説**

　本邦では，Barrett 食道癌を含む食道胃接合部癌の発症リスク因子として，肥満，裂孔ヘルニア，喫煙，男性が報告されているものの[1]，Barrett 食道からの腺癌発生リスク因子を前向きに検討したデータはいまだない．Barrett 食道癌の頻度は欧米で高く[2]，米国における人種差の検討では，非ヒスパニック系白人で高く，アジア系で低いという人種差がある[3,4]．また，男性で発癌リスクが高く，米国では男女比が約 9：1 と報告されている[2,5~8]．

　SSBE と LSBE の発癌頻度を比較したメタアナリシスによると high grade dysplasia（HGD）を含めた発癌は年率 LSBE 0.76％と SSBE 0.24％に比較して高い[9]．さらに，Barrett 食道が 1 cm 長くなるごとに発癌リスクがオッズ比 1.11 ずつ上昇することも報告されている[10]．また，Barrett 食道内の low grade dysplasia（LGD）の存在が発癌リスクを高めることが明らかになっている[11]．

　加齢も Barrett 食道癌の発生リスク因子として報告されている[12,13]．また，肥満と Barrett 食道癌との因果関係については多くの報告があるが[14~17]，BMI と Barrett 食道の発癌には関連がないというメタアナリシスの結果もある[11]．一方，中心性肥満が発癌のリスク因子であるというメタアナリシスの結果が報告されている[18]．

　Barrett 食道癌において喫煙に関しては因果関係を認める報告が多く[12]，喫煙者は非喫煙者に比較し約 2 倍の発癌リスクがあり[19,20]，喫煙の用量依存および禁煙による発癌予防効果も報告されている[19]．なお，飲酒に関しては，Barrett 食道癌のリスクには関連がないという報告が多い[19]．

　発癌リスクをスコア化した最近の報告では，男性に 9 点，喫煙習慣に 5 点，Barrett 食道の長さ 1 cm につき 1 点，LGD の確認で 11 点を付与し，合計 20 点以上を発癌の高リスク（年間発癌率 2.1％），10 点以下を低リスク（年間発癌率 0.13％）としている[21]．

**文献**

1) Matsueda K, Manabe N, Toshikuni N, et al. Clinical characteristics and associated factors of Japanese patients with adenocarcinoma of the esophagogastric junction: a multicenter clinicoepidemiological study. Dis Esophagus 2017; **30**: 1-6（コホート）
2) Arnold M, Soerjomataram I, Ferlay J, et al. Global incidence of oesophageal cancer by histological subtype in 2012. Gut 2015; **64**: 381-387（横断）
3) González L, Magno P, Ortiz AP, et al. Esophageal cancer incidence rates by histological type and overall: PuertoRico versus the United States Surveillance, Epidemiology, and End Results population, 1992-2005. Cancer Epidemiol 2013; **37**: 5-10（コホート）
4) Cook MB, Chow WH, Devesa SS. Oesophageal cancer incidence in the United States by race, sex, and histologic type, 1977-2005. Br J Cancer 2009; **101**: 855-859（コホート）
5) Thrift AP, Whiteman DC. The incidence of esophageal adenocarcinoma continues to rise: analysis of peri-

od and birth cohort effects on recent trends. Ann Oncol 2012; **23**: 3155-3162（コホート）

6） Rutegård M, Shore R, Lu Y, et al. Sex differences in the incidence of gastrointestinal adenocarcinoma in Sweden 1970-2006. Eur J Cancer 2010; **46**: 1093-1100（コホート）

7） Xie SH, Lagergren J. The male predominance in esophageal adenocarcinoma. Clin Gastroenterol Hepatol 2016; **14**: 338-347（メタ）

8） Xie SH, Lagergren J. A global assessment of the male predominance in esophageal adenocarcinoma. Oncotarget 2016; **7**: 38876-38883（コホート）

9） Chandrasekar VT, Hamade N, Desai M, et al. Significantly lower annual rates of neoplastic progression in short- compared to long-segment non-dysplastic Barrett's esophagus: a systematic review and meta-analysis. Endoscopy 2019; **51**: 665-672（メタ）

10） Sikkema M, Looman CW, Steyerberg EW, et al. Predictors for neoplastic progression in patients with Barrett's Esophagus: a prospective cohort study. Am J Gastroenterol 2011; **106**: 1231-1238（コホート）

11） Krishnamoorthi R, Singh S, Ragunathan K, et al. Factors Associated With Progression of Barrett's Esophagus: A Systematic Review and Meta-analysis. Clin Gastroenterol Hepatol 2018; **16**: 1046-1055（メタ）

12） Cooper S, Menon S, Nightingale P, et al. Risk factors for the development of oesophageal adenocarcinoma in Barrett's oesophagus: a UK primary care retrospective nested case-control study. United European Gastroenterol J. 2014; **2**: 91-98（ケースコントロール）

13） de Jonge PJ, van Blankenstein M, Grady WM, et al. Barrett's oesophagus: epidemiology, cancer risk and implications for management. Gut 2014; **63**: 191-202（メタ）

14） Lepage C, Drouillard A, Jouve JL, et al. Epidemiology and risk factors for oesophageal adenocarcinoma. Dig Liver Dis 2013; **45**: 625-629（コホート）

15） Hampel H, Abraham NS, El-Serag HB. Meta-analysis: obesity and the risk for gastroesophageal reflux disease and its complications. Ann Intern Med 2005; **143**: 199-211（メタ）

16） Ryan AM, Duong M, Healy L, et al. Obesity, metabolic syndrome and esophageal adenocarcinoma: epidemiology, etiology and new targets. Cancer Epidemiol 2011; **35**: 309-319（メタ）

17） Yates M, Cheong E, Luben R, et al. Body mass index, smoking, and alcohol and risks of Barrett's esophagus and esophageal adenocarcinoma: a UK prospective cohort study. Dig Dis Sci 2014; **59**: 1552-1559（コホート）

18） Singh S, Sharma AN, Murad MH, et al. Risk of esophageal adenocarcinoma and mortality in patients with Barrett's esophagus: a systematic review and meta-analysis. Clin Gastroenterol Hepatol 2010; **8**: 235-244（メタ）

19） Cook MB, Kamangar F, Whiteman DC, et al. Cigarette smoking and adenocarcinomas of the esophagus and esophagogastric junction: a pooled analysis from the international BEACON consortium. J Natl Cancer Inst 2010; **102**: 1344-1353（メタ）

20） Coleman HG, Bhat S, Johnston BT, et al. Tobacco smoking increases the risk of high-grade dysplasia and cancer among patients with Barrett's esophagus. Gastroenterology 2012; **142**: 233-240（コホート）

21） Parasa S, Vennalaganti S, Gaddam S, et al. Development and Validation of a Model to Determine Risk of Progression of Barrett's Esophagus to Neoplasia. Gastroenterology 2018; **154**: 1282-1289（コホート）

## BQ 8-6

# 日本人のBarrett食道はすべて内視鏡による経過観察が必要か？

### 回答

● 3cm以上のBarrett食道(LSBE)に関しては，内視鏡による経過観察が必要である．その他のより短いBarrett食道に対する必要性は不明である．

### 解説

食道腺癌が多い欧米諸外国においては，癌の早期発見のため，Barrett食道患者に対しては，2〜5年に一度の内視鏡による経過観察（サーベイランス）が推奨されている[1]．ただし，いくつかの後ろ向き研究でサーベイランスの有効性に関して報告されているが，それらの研究では，種々のバイアスが指摘されており，サーベイランスの真の有効性（Barrett食道患者の生命予後を伸ばすか）を示した前向きランダム化比較試験はまだない[2]．

本邦においては，Barrett食道の診断基準が緩やかで，Barrett食道の診断に生検採取が必要ではなく，内視鏡的に食道下端にいかなる長さの円柱上皮が観察されるのみでよいため，非常に多数（内視鏡検査受診者の6〜7人に1人，本ガイドラインより）のBarrett食道が診断されている．一方で，食道腺癌の頻度は，いまだ少なく，本邦で診断されるすべてのBarrett食道をサーベイランスするのは，非現実的である．

Barrett食道の発癌リスクは，Barrett食道の長さと強く関連することが知られている[3]．本邦からの多施設前向き観察研究で，3cm以上のBarrett食道(LSBE)の発癌率は，年率1.2%であり[4]，これは，欧米の発癌率と匹敵し[5]，本邦においてもLSBEは，サーベイランスの対象になりうると考えられる．ただし，LSBEは，本邦のBarrett食道の数パーセントを占めるのみで（本ガイドラインより），残りの大部分のより短いBarrett食道の発癌リスクは不明であり，サーベイランスの必要性も不明である．欧米のいくつかのガイドラインでは，1cm以下の短いBarrett食道(USSBE)は，Barrett食道の診断，または，サーベイランスの対象から外されている[1]．

### 文献

1) Clermont M, Falk GW. Clinical Guidelines Update on the Diagnosis and Management of Barrett's Esophagus.Dig Dis Sci 2018; **63**: 2122-2128（ガイドライン）
2) Codipilly DC, Chandar AK, Singh S, et al. The Effect of Endoscopic Surveillance in Patients With Barrett's Esophagus: A Systematic Review and Meta-analysis. Gastroenterology 2018; **154**: 2068-2086（メタ）
3) Desai TK, Krishnan K, Samala N, et al. The incidence of oesophageal adenocarcinoma in non-dysplastic Barrett's oesophagus: a meta-analysis. Gut 2012; **61**: 970-976（メタ）
4) Matsuhashi N, Sakai E, Ohata K, et al. Surveillance of patients with long-segment Barrett's esophagus: A multicenter prospective cohort study in Japan. J Gastroenterol Hepatol 2017; **32**: 409-414（コホート）
5) Sikkema M, de Jonge PJ, Steyerberg EW, et al. Risk of esophageal adenocarcinoma and mortality in patients with Barrett's esophagus: a systematic review and meta-analysis. Clin Gastroenterol Hepatol 2010; **8**: 235-244（メタ）

# Barrett 食道の発癌予防に薬物治療は有用か？

推 奨

● 高用量の PPI 投与が Barrett 食道の発癌予防に有効な可能性はあるが，現時点では本邦において Barrett 食道に対して発癌予防目的に薬物治療を行わないことを提案する.

【推奨の強さ：弱（合意率：100％），エビデンスレベル：B 】

## 解説

　Barrett 上皮を背景とする食道腺癌に対する薬物治療による発癌予防効果については，症例対照研究およびコホート研究の統合した結果から PPI [1]，アスピリン [2] や COX 阻害薬 [3]，スタチン（HMG-CoA 阻害薬）[4] が有効である可能性が報告されていた．しかしながら群間背景因子のばらつきが大きいことや，元となる論文の質の問題から，アスピリンを含む COX 阻害薬とスタチンに関してはこれまでコンセンサスとして合意形成できずエビデンスが不十分であるとされている [5]．一方 PPI に関しては比較的大規模なコホート研究が複数あり Singh らによるそれらのメタアナリシス [1] の結果（adjusted OR 0.29，95％CI 0.12〜0.79）を根拠に，PPI が Barrett 食道から high grade dysplasia（HGD）や食道腺癌発生を抑制する可能性が前出の 2015 年 BOB CAT コンセンサスに記載され今後 RCT による評価が必要と明記された [5]．ただ，PPI についても新規論文を追加すると結果が有意でないというメタアナリシスがその後報告される [6]，など観察研究によって議論することに限界があり，大規模な RCT による発癌抑制効果の評価が望まれていた．

　上記 CQ に対して「Barrett's esophageal adenocarcinoma」「chemoprevention」「aspirin」「Proton pump inhibitor（PPI）」「non-steroidal anti-inflammatory drug（NSAID）」「statin」，「バレット食道腺癌」「化学予防」「プロトンポンプ阻害薬」「アスピリン」「非ステロイド性抗炎症薬」「スタチン」を主としたキーワードで網羅的に検索したところ PubMed 110 件，医中誌 42 件がヒットした．システマティックレビューチーム内に 2 人の独立したレビュワー（KN，TK）を置きすべての抄録を確認しハンドサーチによる検索追加し 29 本の原著をチェックした結果，RCT が 1 報確認されたが 1 報のみのため独自のメタアナリシスは実施できなかった．以下に唯一の RCT である AspECT study の概要を説明する．この研究では英国とカナダの 84 センターを対象とした 2,557 名の Barrett 食道患者に対してエソメプラゾール高用量（80mg/日，分 2）と低用量（20mg/日，分 1）およびアスピリン（300mg/日 or 325mg/日）の有無で分けた 4 群に無作為割り付けを行った．フォローアップ中央値は 8.9 年（IQR 8.2〜9.8）で 313 件の主要評価項目イベント（全死亡，食道腺癌または HGD）があった．結果解析には accelerated failure time（AFT）というモデルが使用され，time ratio（TR）を用いて時間的なイベント発生抑制効果を評価している．TR1 を超えると有意にイベント発生を遅らせたと判断する．高用量 PPI 群（139 events in 1,270 patients）は低用量 PPI 群（174 events in 1265 patients）に比して有意に複合主要評価項目イベントを抑制した（TR 1.27，95％CI 1.01〜1.58，$p = 0.038$）．一方，アスピリンあり群は無し群に対し有意な差はなかった（TR 1.24, 95％CI 0.98〜1.57，$p = 0.068$）が，高用量 PPI ＋アスピリンは

低用量かつアスピリンなし群と比して有意に複合イベント発生を抑制していた（TR 1.59，95％CI 1.14～2.23，p＜0.01）．しかし，この RCT においては総死亡を含む結果であり，食道腺癌/HGD 発生への効果に限ってみると，PPI 高用量群で発生抑制傾向があるものの有意差はなかった．また，AspECT 研究で使用された高用量 PPI はエソメプラゾール 80 mg/日と本邦での標準用量の 4 倍量であること，本邦からは同様の検討結果の報告がないことから，推奨文は「Barrett 食道に対して発癌予防目的に薬物治療を行わないことを提案する」とした．

## ▌文献▌

1) Singh S, Garg SK, Singh PP, et al. Acid-suppressive medications and risk of oesophageal adenocarcinoma in patients with Barrett's oesophagus: a systematic review and meta-analysis. Gut 2014; **63**: 1229-1237（メタ）

2) Sivarasan N, Smith G. Role of aspirin in chemoprevention of esophageal adenocarcinoma: a meta-analysis. J Dig Dis 2013; **14**: 222-230（メタ）

3) Zhang S, Zhang XQ, Ding XW, et al. Cyclooxygenase inhibitors use is associated with reduced risk of esophageal adenocarcinoma in patients with Barrett's esophagus: a meta-analysis. Br J Cancer 2014; **110**: 2378-2388（メタ）

4) Thomas T, Loke Y, Beales ILP. Systematic review and meta-analysis: Use of statins is associated with a reduced incidence of oesophageal adenocarcinoma. J Gastrointest Cancer 2018; **49**: 442-454（メタ）

5) Bennett C, Moayyedi P, Corley DA, et al. BOB CAT: A large-scale review and delphi consensus for management of Barrett's esophagus with no dysplasia, indefinite for, or low-grade dysplasia. Am J Gastroenterol 2015; **110**: 662-682（ガイドライン）

6) Hu Q, Sun TT, Hong J, et al. Proton pump inhibitors do not reduce the risk of esophageal adenocarcinoma in patients with Barrett's esophagus: A systematic review and meta-analysis. PLoS One 2017; **12**: e0169691（メタ）

7) Jankowski JAZ, de Caestecker J, Love SB, et al. Esomeprazole and aspirin in Barrett's oesophagus (AspECT): a randomised factorial trial. Lancet 2018; **392** (10145): 400-408（ランダム）

# 索　引

# 利益相反（COI）に関する開示

　日本消化器病学会では，ガイドライン委員会・ガイドライン統括委員と特定企業との経済的な関係につき，下記の項目について，各委員から利益相反状況の申告を得た．

　胃食道逆流症（GERD）診療ガイドライン作成・評価委員，SR/作成協力者には診療ガイドライン対象疾患に関連する企業との経済的な関係につき，下記の項目について，各委員，協力者から利益相反状況の申告を得た．

　申告された企業名を下記に示す（対象期間は2018年1月1日から2020年12月31日，ただし下記の「C．申告者の所属する研究機関・部門にかかるinstitutional COI開示事項」は2020年1月1日から12月31日）．企業名は2021年3月現在の名称とした．

---

A．自己申告者自身の申告事項
1. 企業や営利を目的とした団体の役員，顧問職の有無と報酬額
2. 株の保有と，その株式から得られる利益
3. 企業や営利を目的とした団体から特許権使用料として支払われた報酬
4. 企業や営利を目的とした団体より，会議の出席（発表，助言など）に対し，研究者を拘束した時間・労力に対して支払われた日当，講演料などの報酬
5. 企業や営利を目的とした団体が作成するパンフレットなどの執筆に対して支払った原稿料
6. 企業や営利を目的とした団体が提供する研究費
7. 企業や営利を目的とした団体が提供する奨学（奨励）寄附金
8. 企業等が提供する寄附講座
9. その他の報酬（研究，教育，診療とは直接に関係しない旅行，贈答品など）

B．申告者の配偶者，一親等内の親族，または収入・財産的利益を共有する者の申告事項
1. 企業や営利を目的とした団体の役員，顧問職の有無と報酬額
2. 株の保有と，その株式から得られる利益
3. 企業や営利を目的とした団体から特許権使用料として支払われた報酬

C．申告者の所属する研究機関・部門（研究機関，病院，学部またはセンターなど）にかかるinstitutional COI開示事項
1. 企業や営利を目的とした団体が提供する研究費
2. 企業や営利を目的とした団体が提供する寄附金
3. その他（申告者が所属する研究機関そのもの，あるいは機関・部門の長が本学会の事業活動に関係する企業などの株式保有，特許使用料，あるいは投資など）

---

　利益相反の扱いに関しては，日本消化器病学会の「医学系研究の利益相反に関する指針および運用細則」（2019年1月1日改訂版）に従った．

　統括委員および作成・評価委員，SR/作成協力者はすべて，診療ガイドラインの内容と作成法について，医療・医学の専門家として科学的・医学的な公正さと透明性を担保しつつ，適正な診断と治療の補助ならびに患者のquality of lifeの向上を第一義として作業を行った．

　すべての申告事項に該当がない委員については，表末尾に記載した．

## 1．統括委員と企業との経済的な関係

| 役割 | 氏名 | 開示項目A | | | 開示項目B | 開示項目C |
|---|---|---|---|---|---|---|
| | | 1 / 4 / 7 | 2 / 5 / 8 | 3 / 6 / 9 | 1 / 2 / 3 | 1 / 2 / 3 |
| 統括委員 | 島田　光生 | – | – | – | – | – |
| | | – | – | 大鵬薬品工業，ツムラ | – | – |
| | | アステラス製薬，アッヴィ，EAファーマ，エーザイ，MSD，小野薬品工業，コヴィディエンジャパン，大鵬薬品工業，武田薬品工業，中外製薬，ノバルティスファーマ，バイエル薬品 | – | – | – | – |
| 統括委員 | 福田　眞作 | – | – | – | – | – |
| | | – | – | ブリストル・マイヤーズスクイブ | – | – |
| | | 旭化成ファーマ，アッヴィ，エーザイ，MSD，武田薬品工業，日本化薬，バイエル薬品，持田製薬 | – | – | – | – |

## 2．作成・評価委員・SR/作成協力者と企業との経済的な関係

| 役割 | 氏名 | 開示項目A | | | 開示項目B | 開示項目C |
|---|---|---|---|---|---|---|
| | | 1 / 4 / 7 | 2 / 5 / 8 | 3 / 6 / 9 | 1 / 2 / 3 | 1 / 2 / 3 |
| 作成委員 | 岩切　勝彦 | – | – | – | – | – |
| | | アストラゼネカ，大塚製薬，第一三共，武田薬品工業，持田製薬 | – | – | – | – |
| | | EAファーマ，大塚製薬，第一三共，武田薬品工業，持田製薬 | – | – | – | – |
| 作成委員 | 藤原　靖弘 | – | – | – | – | – |
| | | アストラゼネカ，EAファーマ，武田薬品工業 | – | – | – | – |
| | | EAファーマ | – | – | – | – |
| 作成委員 | 秋山　純一 | – | – | – | – | – |
| | | 武田薬品工業 | – | – | – | – |
| | | – | – | – | – | – |
| 作成委員 | 飯島　克則 | – | – | – | – | – |
| | | 大塚製薬，第一三共 | – | – | – | – |
| | | 第一三共 | – | – | – | – |
| 作成委員 | 石村　典久 | – | – | – | – | – |
| | | アステラス製薬，EAファーマ，ゼリア新薬工業 | – | – | – | – |

| 役割 | 氏名 | 開示項目A | | | 開示項目B | 開示項目C |
|---|---|---|---|---|---|---|
| | | 1 | 2 | 3 | 1 | 1 |
| | | 4 | 5 | 6 | 2 | 2 |
| | | 7 | 8 | 9 | 3 | 3 |
| 作成委員 | 伊原 栄吉 | − | − | − | − | − |
| | | 武田薬品工業 | − | − | − | − |
| | | − | 大賀薬局, 大塚製薬工場, 小野薬品工業, 三和化学研究所, テルモ, ファンケル, 富士フイルムメディカル, ミヤリサン製薬 | − | − | − |
| 作成委員 | 小池 智幸 | − | − | − | − | − |
| | | 武田薬品工業 | − | 富士フイルム | − | − |
| | | 大塚製薬, 第一三共, 武田薬品工業 | − | − | − | − |
| 作成委員 | 眞部 紀明 | − | − | − | − | − |
| | | アステラス製薬, アストラゼネカ, EAファーマ, 大塚製薬, 第一三共, 武田薬品工業, ツムラ, マイランEPD, 持田製薬 | − | − | − | − |
| | | EAファーマ | − | − | − | − |
| 作成委員 | 山下 博司 | 武田薬品工業 | − | − | − | − |
| | | − | − | − | − | − |
| 評価委員 | 木下 芳一 | − | − | − | − | − |
| | | アストラゼネカ, EAファーマ, 大塚製薬, 第一三共, 武田薬品工業 | − | − | − | − |
| | | EAファーマ | − | − | − | − |
| 作成協力者 | 星川 吉正 | − | − | − | − | EAファーマ, 大塚製薬, 第一三共, 武田薬品工業 |
| | | − | − | − | − | − |

法人表記は省略

下記の委員については申告事項なし.
統括委員：渡辺純夫, 田妻 進, 宮島哲也
ガイドライン作成協力：吉田雅博, 山口直比古
作成委員：小村伸朗, 北迫勇一, 栗林志行, 近藤 隆, 野村 務
評価委員：大原秀一, 小澤壮治, 河村 修
SR/作成協力者：阿部泰明, 菅野 武, 小森圭司, 齊藤真弘, 中川健一郎, 保坂浩子, 川見典之, 坪井一人, 萩原信敏, 星野真人, 増田隆洋, 矢野文章

## 組織としての利益相反

日本消化器病学会の事業活動における資金提供を受けた企業を記載する（対象期間は2018年1月1日から2020年12月31日）.

### 1）日本消化器病学会の事業活動に関連して，資金（寄附金等）を提供した企業名

#### ①共催セミナー

旭化成ファーマ（1件/194.4万円），あすか製薬（3件/403.4万円），アステラス製薬（3件/752.1万円），アストラゼネカ（3件/201.7万円），アッヴィ（3件/1341万円），アルフレッサファーマ（2件/253万円），EAファーマ（3件/682.1万円），エーザイ（3件/722.4万円），MSD（2件/634.4万円），大塚製薬（3件/905.8万円），小野薬品工業（1件/33万円），オリンパス（3件/469.4万円），キッセイ薬品工業（3件/196.7万円），杏林製薬（3件/392.4万円），協和発酵キリン（2件/179.7万円），ギリアド・サイエンシズ（3件/1909.2万円），クラシエ製薬（1件/194.4万円），コヴィディエンジャパン（2件/238.4万円），サーモフィッシャーダイアグノスティックス（3件/306.2万円），三和化学研究所（1件/220万円），塩野義製薬（1件/165万円），シスメックス（1件/220万円），JIMRO（2件/262.2万円），積水メディカル（1件/165万円），ゼリア新薬工業（3件/898.8万円），セルトリオン・ヘルスケア・ジャパン（2件/305.4万円），第一三共（3件/366.7万円），大日本住友製薬（3件/202.2万円），大鵬薬品工業（3件/349.4万円），武田薬品工業（3件/1256.8万円），田辺三菱製薬（3件/754.82万円），中外製薬（1件/330万円），ツムラ（3件/447.4万円），東ソー（1件/140.4万円），東レ（3件/202.2万円），日本化薬（1件/194.4万円），日本ベーリンガーインゲルハイム（1件/165万円），日本イーライリリー（3件/502.4万円），ノーベルファーマ（3件/403.4万円），バイエル薬品（2件/634.4万円），ファイザー（3件/733.4万円），ブリストル・マイヤーズ・スクイブ（3件/816.8万円），マイランEPD（3件/700.4万円），ミヤリサン製薬（3件/392.4万円），メディコスヒラタ（1件/192.5万円），持田製薬（3件/768.6万円），ヤンセンファーマ（3件/935.38万円），ロート製薬（1件/75.6万円）

#### ②特別賛助会員

旭化成メディカル（2件/20万円），アステラス製薬（3件/25万円），EAファーマ（3件/30万円），エスアールエル（3件/15万円），オリンパス（3件/21万円），杏林製薬（3件/21万円），協和企画（3件/30万円），協和発酵キリン（2件/20万円），興和（3件/18万円），三和化学研究所（3件/15万円），塩野義製薬（1件/10万円），ゼリア新薬工業（3件/18万円），第一三共（2件/30万円），田辺三菱製薬（3件/30万円），中外製薬（3件/18万円），ツムラ（3件/30万円），ニプロ（3件/30万円），堀井薬品工業（3件/18万円）

#### ③一般寄付金

旭化成ファーマ（3件/42.5万円），あすか製薬（3件/30.5万円），アステラス製薬（3件/265.6万円），アストラゼネカ（3件/159万円），アルフレッサファーマ（3件/8万円），栄研化学（3件/2万円），エーザイ（3件/118.4万円），エスエス製薬（3件/2万円），MSD（3件/201.9万円），エルメッドエーザイ（2件/13.7万円），大塚製薬（3件/187.3万円），大塚製薬工場（3件/53.1万円），小野薬品工業（3件/136.4万円），科研製薬（3件/49.5万円），キッセイ薬品工業（3件/32.6万円），杏林製薬（3件/64万円），協和発酵キリン（3件/122.8万円），グラクソ・スミスクライン（2件/100.1万円），クラシエ製薬（3件/7.6万円），興和（3件/22.3万円），佐藤製薬（3件/6.4万円），サノフィ（3件/113.2万円），沢井製薬（3件/90.5万円），参天製薬（3件/93.9万円），三和化学研究所（3件/24.7万円），塩野義製薬（3件/96.5万円），ゼリア新薬工業（3件/13.2万円），第一三共（3件/324万円），大正製薬（3件/32.9万円），大日本住友製薬（3件/88.2万円），大鵬薬品工業（3件/62万円），武田薬品工業（3件/319.7万円），田辺三菱製薬（3件/206.1万円），中外製薬（3件/268万円），ツムラ（3件/77.1万円），帝人ファーマ（3件/45.7万円），テルモ（3件/22.4万円），東和薬品（3件/61.7万円），トーアエイヨー（3件/10.9万円），富山化学工業（1件/6万円），鳥居薬品（3件/42.7万円），日本化薬（3件/26.6万円），日本ケミファ（3件/19.9万円），日本新薬（3件/52.6万円），日本製薬（3件/12.1万円），日本臓器製薬（3件/14.4万円），日本ベーリンガーインゲルハイム（3件/117.1万円），ニプロファーマ（3件/51.3万円），ノバルティスファーマ（1件/56.8万円），バイエル薬品（3件/160万円），ファイザー（2件/207.2万円），扶桑薬品工業（3件/28.7万円），ブリストル・マイヤーズ・スクイブ（3件/84.8万円），丸石製薬（3件/15.2万円），マルホ（3件/51.9万円），ミノファーゲン製薬（3件/3.2万円），Meiji Seika ファルマ（3件/69.7万円），持田製薬（3件/66.6万円），ヤクルト本社（3件/18.3万円），ロート製薬（3件/2万円），わかもと製薬（3件/6.2万円）

### 2）ガイドライン策定に関連して，資金を提供した企業名

なし

＊法人表記は省略.

＊企業名は2020年12月現在の名称とした．なお，上記リストは当学会本部にて資金提供を受けたものであり，支部にて提供を受けたものについては，今後可及的速やかにデータを整備し開示を行うものとする．

**胃食道逆流症（GERD）診療ガイドライン 2021（改訂第 3 版）**

| | | |
|---|---|---|
| 2009 年 11 月 25 日 | 第 1 版第 1 刷発行 | 編集　一般財団法人日本消化器病学会 |
| 2010 年 1 月 25 日 | 第 1 版第 3 刷発行 | 理事長　小池和彦 |
| 2015 年 10 月 20 日 | 第 2 版第 1 刷発行 | 〒105-0004 東京都港区新橋 2-6-2 新橋アイマークビル 6F |
| 2016 年 3 月 20 日 | 第 2 版第 3 刷発行 | 電話　03-6811-2351 |
| 2021 年 4 月 30 日 | 第 3 版第 1 刷発行 | 発行　株式会社 南江堂 |
| 2021 年 10 月 1 日 | 第 3 版第 2 刷発行 | 発行者　小立健太 |

〒113-8410 東京都文京区本郷三丁目 42 番 6 号
電話　（出版）03-3811-7236　（営業）03-3811-7239
ホームページ　https://www.nankodo.co.jp/

印刷・製本　日経印刷株式会社

Evidence-based Clinical Practice Guidelines for Gastroesophageal Reflux Disease (GERD) 2021 (3rd Edition)
© The Japanese Society of Gastroenterology, 2021

定価は表紙に表示してあります．
落丁・乱丁の場合はお取り替えいたします．
ご意見・お問い合わせはホームページまでお寄せください．

Printed and Bound in Japan
ISBN978-4-524-22741-9

本書の無断複写を禁じます．
JCOPY〈出版者著作権管理機構 委託出版物〉
本書の無断複写は，著作権法上での例外を除き禁じられています．複写される場合は，そのつど事前に，出版者著作権管理機構（TEL 03-5244-5088, FAX 03-5244-5089, e-mail: info@jcopy.or.jp）の許諾を得てください．

本書をスキャン，デジタルデータ化するなどの複製を無許諾で行う行為は，著作権法上での限られた例外（「私的使用のための複製」など）を除き禁じられています．大学，病院，企業などにおいて，内部的に業務上使用する目的で上記の行為を行うことは私的使用には該当せず違法です．また私的使用のためであっても，代行業者等の第三者に依頼して上記の行為を行うことは違法です．